日本医学教育学会入会のお勧め

日本医学教育学会

　日本医学教育学会は，医学教育に関する研究の充実・発展ならびにその成果の普及を目的とし，1969（昭和44）年に創立されて以来，日本医学会分科会としても活発な活動を行っております．

　その間の社会と医学・医療の変化はまさに激しく，かつ外国との関わりも急速に高まっています．それらの変化にいかに対応するかは，次の世代の保健・医療を考えるとき，極めて深刻な問題であります．

　各個人，各機関や行政の努力による改善もさることながら，医学教育に関わる医師，コメディカル関係者ならびに学生が，全国的な組織と討議の場を持って，内外の情報や意見を交流し，上記の変化に対応することは重要であり，それを通じて開発できるものも少なくないと考えられます．

　本学会はそのような立場に立って，機関誌「医学教育」の刊行，毎年の大会および総会の開催，各種の常置委員会・ワーキンググループの活動を中心に，医学教育者のためのワークショップ・入学者選抜討議会・カリキュラム研究会などを開催し，わが国のみならず国際的にも医学教育の改善を推進してきました．

　以上の状況をご理解いただき，会員の皆様に，この入会申込みカードを活用し，一人でも多くの方々に入会をお勧めくださいますようお願いいたします．なお，機関会員（医学教育に携わる大学，病院，その他の団体），賛助会員（本会に賛同する法人または個人）への入会をご希望のかたには，別途下記申込み先にご連絡くださるようお取り計らいください．

　年会費（入会金不要，会計年度は6月〜5月）：
　　　　個人会員　　10,000円　　　学生会員　　　　3,000円
　　　　機関会員　　80,000円　　　賛助会員　　1口50,000円
　なお会費振込み用紙は入会申込み受付け後送付いたします．
　機関紙：入会年度発行の「医学教育」を残部のある限り第1号からお送りいたします．
　申込み先・問合せ先：〒112-0012　東京都文京区大塚5-3-13　小石川アーバン4階
　　　　　　　　　　　一般社団法人　学会支援機構内　日本医学教育学会
　　　　　　　　　　　TEL 03-5981-6011, FAX 03-5981-6012

日本医学教育学会
□個人会員・□学生会員　入会申込みカード
（個人・学生のいずれかに✓で示してください）

１６０－□□□□－□□□□
（申込み年月日：　　年　　月　　日）

氏名	ローマ字	氏　　　　名	性　別	男　・　女
	漢字		生年月日	19　　年　　月　　日

□自宅	〒　－	電　話　－　－
		Ｆ　Ａ　Ｘ　－　－
		e-mail

所属機関	□正式名称		職名・身分
	□所在地	〒　－	電　話　－　－
			Ｆ　Ａ　Ｘ　－　－
			e-mail

最終学歴（正式名称）　　　　　　　　　　　　　　　　　　年卒業（見込み）

専門分野		本カード入手機会	1. 本学会大会　2. 本学会誌　3. 知人 4. ワークショップ（a. 貴機関　b. 富士研　c. 臨床研修） 5. その他（　　　　　　）

（連絡先を自宅・所属機関の□のいずれかに✓で示してください）

（日本医学教育学会入会にご利用ください）

郵便はがき

１１２－００１２

切手をお貼
りください

東京都文京区大塚 5－3－13
一般社団法人 大学支援機構内
小石川アーバン 4 階

日本医学教育学会 御中

TEL （〇三）五九八一－六〇二二
FAX （〇三）五九八一－六〇二二

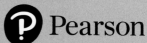

ピアソンVUEの革新的なサービス & テクノロジー

サービス提供認定団体
+450 団体

テストセンター
+5,500 ヶ所

年間テスト配信
+14,000,000 試験
(2015年 グローバル実績)

パフォーマンステスト
シミュレーションや客観的臨床能力試験（OSCE）等のパフォーマンステスト

自動採点システム
多肢選択式の解答だけでなく音声や文章による解答も自動で採点できるシステム

遠隔監視システム
セキュリティとアクセスを同時に提供可能な遠隔監視による試験の実施

デジタルバッジ
SNSやWebサイトで保有資格情報を広く公開可能なデジタルバッジの提供

生体認証
デジタル写真や電子署名に加え、静脈認証を利用した信頼性の高い本人確認

SSO（シングルサインオン）
認定団体が運営する受験者用ポータルサイトからの個人認証連携システム

ピアソンVUEが選ばれている理由

ピアソンVUEは世界各国で、公認会計士、看護師・医師免許、大学・大学院入学選抜、運転免許、教員、保険募集員、不動産業のライセンス、IT企業の認定資格といった、多種多様な試験をCBT（コンピュータ方式）で配信し、テスト配信業界を牽引しています。

世界最大の教育ソリューション企業であるピアソンの事業体として、ピアソンVUEは最先端技術への投資を継続的におこない、常に認定団体のニーズに応える革新的なサービスやテクノロジーを提供し続けています。

www.pearsonvue.co.jp

医学教育

第 49 巻・第 3 号　平成 30 年 6 月 25 日

特　集　国際カンファレンスの紹介

1. 序文：国際会議参加の意義

武田　裕子 ……………………………………………………… 185

2. Ottawa Conference

松山　　泰，西城　卓也 ……………………………………… 186

3. The Association for Medical Education in Europe（AMEE）欧州医学教育学会

錦織　　宏 ……………………………………………………… 188

4. Asia Pacific Medical Education Conference（APMEC）

菊川　　誠 ……………………………………………………… 192

5. Asia-Pacific Conference on Problem Based Learning in Health Sciences and Higher Education（APC-PBL-HSHE）アジア太平洋地区健康科学・高等教育での PBL 会議

松尾　　理 ……………………………………………………… 194

6. Association for the Study of Medical Education（ASME）

西城　卓也 ……………………………………………………… 197

7. The International Conference on Residency Education（ICRE）

西城　卓也，浅川　麻里，青野　真弓 ……………………… 201
今福輪太郎，高山　祐一，鈴木　康之

8. Association of American Medical College（AAMC）

青松　棟吉，髙橋　　誠 ……………………………………… 205

総　説　シリーズ：初期臨床研修と医学教育（第 5 回）
地域医療現場からみた卒後臨床研修
日本医学教育学会　卒後・専門教育委員会

安井　浩樹，青松　棟吉，石原　　慎 ……………………… 207
小西　靖彦，清水　貴子，高橋　弘明
高橋　　誠，中川　　晋，望月　　篤

短　報　研修医の学会発表に対する意識調査—内発的動機づけの重要性—

須郷　広之，関根　悠貴，市川　亮介 ……………………… 213
宮野　省三，渡野邉郁雄，町田　理夫
北畠　俊顕，李　　慶文，児島　邦明

編集委員会

武田裕子（順天堂大，編集委員長）　　　福島　統（慈恵医大，副編集委員長）　　　椎橋実智男（埼玉医大）
小林志津子（京都博愛会病院）　　　錦織　宏（京都大）　　　山岡章浩（延岡保養園）
西城卓也（岐阜大）　　　青松棟吉（佐久総合病院）　　　菊川　誠（九州大）　　　松山　泰（自治医科大）

Manuscript Editor
Marcellus NEALY（順天堂大）

実践報告―新たな試み―

災害直後の「支援」と「受援」を考えるアクティブ・ラーニング

　武田　多一，永石　妙美，大野　直子・・・・・・・・・・・・・・・・・・219
　武田　裕子

招待論文　懸田賞受賞者によるリレー・エッセイ：平成18年度受賞（第11号）
時代は変わる―地域で苦闘した12年間

　松村　真司・・・・・・・・・・・・・・・・・・・・・・・・・・・・・・・・・・225

掲示板　ジュージタウン大学医学部のマインドボディ医学教育体験記

　野田莉香子，久野　真弘，宮川　紫乃・・・・・・・・・・・・・・・・・231

掲示板　「教養・基礎系ワークショップ」に参加して

　中村千賀子・・・・・・・・・・・・・・・・・・・・・・・・・・・・・・・・・・233

掲示板（意見）　医学生に対する，ワークショップ後のメンタルサポート体制の構築

　蓮沼　直子・・・・・・・・・・・・・・・・・・・・・・・・・・・・・・・・・・235

掲示板（意見）　第49巻2号掲載「実践報告―新たな試み―模擬症例カンファレンスを
応用させた臨床推論の学生評価」を読んで

　北村　匡大・・・・・・・・・・・・・・・・・・・・・・・・・・・・・・・・・・236

掲示板（アナウンスメント）

第69回医学教育セミナーとワークショップin信州大学

　川上ちひろ，多田　　剛・・・・・・・・・・・・・・・・・・・・・・・・・・237

医学教育ユニット機関名簿・・・・・・・・・・・・・・・・・・・・・・・・・・・239
第19期日本医学教育学会　第7回理事会議事録・・・・・・・・・・・・257
機関会員・賛助会員一覧・・・・・・・・・・・・・・・・・・・・・・・・・・・261
投稿規程・・・・・・・・・・・・・・・・・・・・・・・・・・・・・・・・・・・・・267
編集後記　　　武田　裕子・・・・・・・・・・・・・・・・・・・・・・・・・・274

今回の表紙写真は，東海大学医学部より，ご提供いただきました.

　本医学部は東海大学の第9番目の学部として設置されました．上空から十字型の医学部（教育）棟と付属病院棟を融合した機能的な設計で（**写真1**），当時の1,300病床は東洋一の規模を誇っていました．その病院も30年を経たため耐震構造を強化した新棟を国道246号線沿いに建設し，再スタートしています（**写真2**）.

　開設以来，良医育成を目指して，学士編入・COSカリキュラム・PBL，臨床実習をクリニカルクラークシップとして4年に導入するなど，医学教育については先進的な試みをしてきています．当初より，3〜12カ月欧米で臨床実習を行う留学制度に力を入れていましたが，最近では，ハワイ大学医学部と提携し，米国医師免許取得も同時に目指すHMEP（Hawaii Medical Education Program）を2016年度よりスタートしています.

Medical Education (Japan)

Vol. 49, No. 3 June, 2018

OFFICIAL JOURNAL OF JAPAN SOCIETY FOR MEDICAL EDUCATION

main topic Introduction of International Conference

1. Preface What International Conference Could Bring to You
   Yuko TAKEDA ·················· 185
2. Ottawa Conference
   Yasushi MATSUYAMA, Takuya SAIKI ·················· 186
3. The Association for Medical Education in Europe (AMEE)
   Hiroshi NISHIGORI ·················· 188
4. Asia Pacific Medical Education Conference (APMEC)
   Makoto KIKUKAWA ·················· 192
5. Asia-Pacific Conference on Problem Based Learning in Health Sciences and Higher Education (APC-PBL-HSHE)
   Osamu MATSUO ·················· 194
6. Association for the Study of Medical Education (ASME)
   Takuya SAIKI ·················· 197
7. The International Conference on Residency Education (ICRE)
   Takuya SAIKI, Mari ASAKAWA, Mayumi AONO ·················· 201
   Rintaro IMAFUKU, Yuichi TAKAYAMA, Yasuyuki SUZUKI
8. Association of American Medical College (AAMC)
   Muneyoshi AOMATSU ·················· 205

review Postgraduate Clinical Training System~A Perspective from Community-Based Medicine

Japan Society for Medical Education, Post-graduate Medical Education Committee
   Hiroki YASUI, Muneyoshi AOMATSU, Shin ISHIHARA ·················· 207
   Yasuhiko KONISHI, Takako SHIMIZU, Hiroaki TAKAHASHI
   Makoto TAKAHASHI, Susumu NAKAGAWA, Atsushi MOCHIZUKI

EDITORIAL BOARD

Yuko TAKEDA (Juntendo U, Chair), Osamu FUKUSHIMA (Jikei U, Co-Chair),
Michio SHIIBASHI (Saitama Med U), Shizuko KOBAYASHI (Hakuaikai Hp),
Hiroshi NISHIGORI (Kyoto U), Akihiro YAMAOKA (Nobeoka Hoyoen),
Takuya SAIKI (Gifu U), Muneyoshi AOMATSU (Saku Central Hp),
Makoto KIKUKAWA (Kyushu U), Yasushi MATSUYAMA (Jichi Med U)

Manuscript Editor
Marcellus NEALY (Juntendo U)

Association for Supporting Academic Societies
4F, 5-3-13 Otsuka, Bunkyo-ku, Tokyo, 112-0012, Japan
(Tel: 03-5981-6011, Fax: 03-5981-6012)

short report Survey on Medical Residents' Attitudes Toward Conference Presentations

Hiroyuki SUGO, Yuki SEKINE, Ryosuke ICHIKAWA ·············· 213
Shozo MIYANO, Ikuo WATANOBE, Michio MACHIDA
Toshiaki KITABATAKE, Yoshifumi LEE, Kuniaki KOJIMA

practice report new attempt Simulation of Disaster Relief: Active Learning Through Playing the Roles of Rescuers and Sufferers

Taichi TAKEDA, Taemi NAGAISHI, Naoko ONO ················· 219
Yuko TAKEDA

invited article Higher Education Essay by the 2006 Kakeda Award Report Recipient The Times Change-12 Years I Struggled in the Area

Shinji MATSUMURA ··· 225

letter to the editor The Experience of Mind-Body Medicine at Georgetown University School of Medicine

Rikako NODA, Masahiro KUNO, Shino MIYAKAWA ·············· 231

Participating in "Kindergarten and Basic Workshop"

Chikako NAKAMURA ·· 233

The Necessity of Mental Support After a Workshop for Medical Students

Naoko HASUNUMA ··· 235

Comments on the Vol.49 No.2 Practice report new attempt "Assessing Medical Students' Clinical Reasoning Competency Through a Simulated Case Conference"

Masahiro KITAMURA ·· 236

bulletin board Announcement: 69th Medical Education Seminar and Workshop in Shinshu University

Chihiro KAWAKAMI, Tsuyoshi TADA ······························ 237

Consortium of Educational Centers in Japanese Medical Schools ··· 239
The 19th Journal of Japanese Society of Medical Education's 7th Board of Directors Meeting ··· 257
Institutional Members & Supporting Members List ······················ 261
Author Guideline ··· 267
Editor's Note   Yuko TAKEDA ·································· 274

この書籍は装備の整った「道具箱」(tool-kit)であり、これを使えば
読者はほとんどの状況に対応可能な準備を整えることができる。

保健医療
の
経済評価

第4版

監訳：久繁 哲徳　医療テクノロジー・アセスメント研究所　主宰

　　　橋本 英樹　東京大学大学院医学系研究科保健社会行動学分野　教授

原著『Methods for the Economic Evaluation of Health
　　Care Programmes』

著者：Michael F. Drummond,　Mark J. Sculpher,　Karl Claxton,
　Greg L. Stoddart,　George W. Torrance

原書は、1987年の初版以降、保健医療の経済評価を基礎
から中級レベルまで効率的、包括的に学ぶことができる、
この分野の「バイブル」として国際的に最も広く、また長く
利用されている。
本書はその最新版である第4版の翻訳であり、保健医療の
経済評価を実施、委託、利用しようと思うすべての人（行政官、
研究者、学生、企業関係者）が、共通の言語と不可欠な
基礎知識を学ぶことのできる、きわめて有用な一書である。

保健医療
の
経済評価
第4版

監訳：久繁哲徳・橋本英樹

著者：Michael F. Drummond
Mark J. Sculpher
Karl Claxton
Greg L. Stoddart
George W. Torrance

B5判　495ページ
定価：本体8,800円＋税
ISBN：978-4-88412-395-6

篠原出版新社　〒113-0034　東京都文京区湯島2-4-9　MDビル3F　TEL:03-3816-8356(営業)　FAX:03-3816-5314
E-mail　info@shinoharashinsha.co.jp　http://www.shinoharashinsha.co.jp

特集：国際カンファレンスの紹介

1. 序文：国際会議参加の意義

武田　裕子*

　研究や教育，診療活動にプロフェッショナルとして従事する，あるいはそれを目指している者は，何らかの学会に所属し，年次総会や学術集会といわれる研究集会に参加している．知識の獲得はもちろんのこと，自分の研究成果や，診療のなかで見出した新しい知見を発信する貴重な機会である．国内のカンファレンスであれば参加対象も明確で，臆することなく参加できる．抄録を提出し，会場で発表するのはそれほど困難ではない．指導者や先輩からの助言を得ることもできる．しかし，国際会議となると，参加するかどうか迷うことが多い．どのような雰囲気なのか，自分の興味ある内容か，居場所がないと感じないか，そもそも参加しても理解できる語学力が自分に備わっているか，と不安は尽きない．

　本特集では，「医学教育」誌の読者，特に医学・医療者教育のキャリアを積み始めた会員，教育や研究に従事する指導者，大学院生を対象に，海外の様々な学会・カンファレンスを紹介する．会議名と主催団体に加え，会議開催の歴史，概要，およそのセッション数や参加人数，公用語など大会の特色や雰囲気を伝えるものである．例年の開催時期や開催場所，参加費などにも触れ，より具体的に参加を検討できる情報がまとめられている．

　国際会議に参加すると，医学教育のトレンド，最先端の取り組みや理論に触れることができる．また，研究の方向性だけでなく，実践のヒントも得ることができ，早速試したくなるような教育手法を持ち帰れる．世界の医学教育研究者とのネットワーキングも，実際に足を運ぶことで可能とな

る．自分の関心のある領域の高名な先人たちに，直接声をかけて日ごろの疑問をぶつけたり，自分の研究への助言を頂くこともある．ポスターの前でのディスカッションをきっかけに共同研究が生まれることもあれば，レセプションで同席した参加者と親しくなり，カンファレンス開催の度に再会が楽しみな友人を得たりする．

　思い切って国際会議に参加したら，教育講演や口頭発表を「聴く」ことから始まり，ポスター発表者との個人的な「対話」を楽しみ，さらには会場での「議論」へと，活動の幅は次第に広がるであろう．研究成果を抄録として提出し採択されたら，聴く側から，発信する側になる．自分の研究に興味を示してくれる海外の方々とのディスカッションは，知的刺激に満ち，研究を完遂する原動力となる．ワークショップの企画が採択されたら，運営側としてカンファレンスを楽しむことができる．その企画が，新しい研究プロジェクトのきっかけになることも少なくない．会議の参加登録や，航空券および宿泊の予約はかなり煩雑であり，出張の間の業務のカバーの手配も容易ではないかもしれない．しかし，その苦労を上回る収穫が得られたと感じるであろう．

　国際医学教育カンファレンスへの参加は，研究者自身の成長や研究の発展につながる．本企画が，読者にとってそうした可能性の一端を垣間見るものとなり，会議参加の扉を開ける背中を押すことになればと，企画した編集委員会一同心から願っている．

---

*　学会誌編集委員会委員長・順天堂大学医学部医学教育研究室

特集：国際カンファレンスの紹介

2. Ottawa Conference

松山　泰[*1]　西城　卓也[*2]

Ottawa Conference の起源は1970年代に遡る．当時，英国から始まった OSCE の開発が進み，それまでさほど重要視されてこなかったコミュニケーションスキルや臨床技能の評価が見直される機運が盛り上がっていた．その中で，Dundee 大学の Ronald Harden 教授と当時 Dundee 大学を訪れていた Ottawa 大学の Ian Hart 教授が，臨床能力の評価について，異なる国からの多様な意見を交換できる場を作ろうと，国際学会の設立に踏み切ったのがきっかけである[1,2]．

1985年に第1回大会がカナダの Ottawa で開かれ，4大陸19カ国から250名が参加者した．以降，隔年で米国，ヨーロッパ，その後アフリカ，オーストラリア，そしてアジアと世界各地で開催されるようになった（表1）[1]．この広まりは医学教育の世界的拡大の流れを見事に反映しているのが興味深い．2008年のオーストラリア大会以降，1,000名を超える参加者が世界から集まっている．また，2010年以降は Association of Medical Education in Europe（AMEE）と各地域の組織委員会とが合同で開催する形式をとるようになった．

医学教育の国際学会の中で，Ottawa conference は明確にテーマを「評価（assessment）」に絞っており，独自のアイデンティティと役割とを維持している．評価と一言でいっても，卒前・卒後・生涯学習，多肢選択肢から実技までの試験形式，総括評価・形成評価，多職種評価，プロフェッショナリズム評価などテーマは実に様々で

あり，参加すれば，評価というレンズから多分野にわたって医学教育の課題を概観することができる．

調べられる範囲で過去5回の大会を振り返ると，開催時期は3〜5月で，main conference はいずれも2日半にわたって行われていた．その前の2日間に pre-conference があり，3〜4時間を1コマとしたワークショップが7〜10列で行われていた．Main conference では，メイン会場で招聘講演やシンポジウムが常時開催され，並列して oral presentation と workshop とが5〜16列で行われており，2日半のセッション数の合計は oral

表1　Ottawa conference の開催年と場所

第1回	1985年	Ottawa, Canada
第2回	1987年	Ottawa, Canada
第3回	1988年	Groningen, the Netherlands
第4回	1990年	Ottawa, Canada
第5回	1992年	Dundee, UK
第6回	1994年	Toronto, Canada
第7回	1996年	Maastricht, the Netherlands
第8回	1998年	Philadelphia, USA
第9回	2000年	Cape town, South Africa
第10回	2002年	Ottawa, Canada
第11回	2004年	Barcelona, Spain
第12回	2006年	New York City, USA
第13回	2008年	Melbourne, Australia
第14回	2010年	Miami, USA
第15回	2012年	Kuala Lumpur, Malaysia
第16回	2014年	Ottawa, Canada
第17回	2016年	Perth, Australia
第18回	2018年	Abu Dhabi, UAE
第19回	2020年	Kuala Lumpur, Malaysia（予定）

[*1] 自治医科大学医学教育センター，Medical Education Center, Jichi Medical University
[*2] 岐阜大学医学教育開発研究センター，Medical Education Development Center, Gifu University

表2 主な同時開催プログラム[2]

●ESME course（*Essential Skills in Medical Education*）
　医学教育の概要をつかむ入門コース
●RESME course（*Research Essential Skills in Medical Education*）
　医学教育研究における基本的原則と手法の入門コース
●FAME course（*Fundamentals of Assessment in Medical Education*）
　医学生・研修医・医師を評価する責任がある人のための集中コース

presentation が約 50〜60，workshop が約 40〜50 であった．Poster presentation のセッションはどちらかといえば小規模で，2〜3 列で実施されていた[1]．使用される言語は開催地を問わず全て英語である．

　Pre-conference と main conference の期間中には，AMEE 認定の Essential Skills for Medical Education（ESME）や Research Essential Skills in Medical Education（RESME）のコースが開催される．また，Association for the Study of Medical Education（ASME）による認定コースや，Foundation for Advancement of International Medical Education and Research（FAIMER）と National Board of Medical Examiners（NBME）のジョイントプログラムである Fundamentals of Assessment in Medical Education（FAME）も開催される（**表2**）．

　筆頭著者は第 18 回のアブダビ大会（2018 年 3 月 10〜14 日）に参加した．Main conference への参加費は 800US ドル（早期事前登録は 650US ドル）であり，pre-conference に参加するためには 1 コマ 100〜200US ドルの参加費が必要であった[3]．これらの値段設定は過去 5 回の大会も同等である[1]．参加費は決して安くはないが，Cees van der Vleuten, John Norcini（いずれも敬称略）などの「評価学」のレジェンド達のセミナーを間近で拝聴することができ，また，他の国際学会ほど Workshop が混雑しなかったので，著名な医学教育研究者と評価に関する私の研究テーマについて 1 時間独占でディスカッションでき，大変満足している．また，2012 年に他界した Ian Hart 教授の功績をたたえ，医学教育の進歩に貢献した個人を表彰する Ian Hart award[3]が設立され，そ

の第 1 回の受賞式が今大会で行われたのだが，オランダの Utrecht 大学で教鞭をとる Olle ten Cate 教授が選ばれ，その受賞スピーチを聞けたことは，「評価学」に関心の高い筆者にとって一生忘れられない思い出となった．言うまでもないが ten Cate 教授は entrustable professional activity（EPA）という work-based assessment における重要な概念を提唱した人物である．まさに評価をテーマとした国際学会にふさわしい受賞者といえよう．

　筆者らはそれぞれ異なった年の Ottawa conference に合わせて 5 回参加している．この執筆にあたり，これまでの参加資料を振り返ってみたが，過去 30 年における医学教育の評価の変遷がみられ，隔世の感がある．近年は開催地の組織委員会と AMEE との共催ということもあり，AMEE との類似性が強まった印象がある．長年にわたり医学教育学の中でも重要な「評価学」を牽引してきた学会であり，築いてきた知見を基に，「評価学」という視点ならではの独自性を保って発展してほしいとも願っている．

　次回は 2020 年に Kuala Lumpur（マレーシア）で行われる．いずれはぜひ日本でも開催したいものである．

文　献

1) Ottawa conferences. Available from: http://www.ottawaconference.org/
2) 西城卓也．国際的な医学教育関連の学会・雑誌．医学教育白書 2010（日本医学教育学会編），篠原出版新社，東京，2010，p.257-261.
3) 2018 Abu Dhabi United Arab Emirates Ottawa ICME. Available from; http://ottawa-icme2018.com/

特集：国際カンファレンスの紹介

3. The Association for Medical Education in Europe（AMEE）
欧州医学教育学会

錦 織　宏[*]

1. 歴　史

AMEE（エイミー）が組織として結成されたのは 1972 年のデンマーク・コペンハーゲンで開催された会議に遡る[1]．欧州 31 カ国の 350 を超える医学部に所属する医学教育者のコミュニケーションを目的として学会として設立された AMEE は，当時，事務局をエジンバラ大学におき，翌年の 1973 年における第 1 回学術大会には欧州各国から 40 名が参加した．その後，欧州各地で学術大会が開催され（**表 1**），1992 年のダンディー大会を機に大幅に改革がなされるなどの歴史を辿って大会の規模も大きくなっていくが，1998 年のプラハ大会においても参加者は 450 名という規模の学会であった．2002 年のリスボン大会で初めて参加者が 1000 人に達した際の日本人参加者の記録が医学界新聞に残っており[2]，また筆者も 2004 年のエジンバラ大会以後，毎年 AMEE の学術大会には継続して参加している．その後も同大会は進化し続け，2018 年現在，欧州外も含めた 95 カ国からの 3700 人を超える参加者を惹きつけ，約 1900 のプレゼンテーションの発表の場として，医学教育学分野における最大規模の国際学会となっている．

本稿では，このような経緯を経て現在の形となった AMEE の学術大会の概要を解説する．なお本稿の内容には，AMEE 学会長である Trudie Roberts 氏，事務局長である Ronald Harden 氏，および事務局渉外担当の Trevor Gibbs 氏に対して行った電子メールでのインタビュー結果を反映させた．また紙面を超えた AMEE の詳細については，Web ページ（https://amee.org/home）を参考にしていただきたい．

2. 開催場所・時期・言語・参加費

AMEE の学術大会は欧州の各都市の持ち回りで開催される（**表 1**）．日本から参加する場合は，夏時間のために 7〜9 時間の時差があり，時差ぼけは「行きはよいよい，帰りは怖い」である．直近約 10 年の学術大会の開催時期は概ね 8 月の最終週から 9 月の第 1 週であり，本大会は日曜日の夕方から〜水曜日の午前中に行われる．また大会直前の土曜・日曜日には多くのプレコングレスワークショップが実施され，医学教育学を勉強するには格好の場になる．使用言語は英語であるが，欧州からの参加者の多くが英語を母国語としないため，言語の壁という点からは，我々日本人にとってはやや参加しやすい．参加費は 2018 年バーゼル大会の場合，AMEE 非会員で 755 ユーロとかなり高額であるが，AMEE 会員の場合は 665 ユーロと少し安くなり，その他にも，大学院生も含めた学生割引，研修医割引，5 月までに申し込む早期割引などの割引がある．

3. セッション形式

AMEE のセッション形式は多様であり，これ

---

[*]　京都大学大学院医学研究科医学教育・国際化推進センター，Medical Education Center, Graduate School of Medicine, Kyoto University

表1　AMEE の開催都市

年	都市	年	都市	年	都市
1973	コペンハーゲン（デンマーク）	1989	ミュンスター（西ドイツ）	2005	アムステルダム（オランダ）
1974	エジンバラ（イギリス）	1990	ブダペスト（ハンガリー）	2006	ジェノア（イタリア）
1975	リンシェーピング（スウェーデン）	1991	パリ（フランス）	2007	トロンハイム（ノルウェー）
1976	ベルン（スイス）	1992	ダンディー（イギリス）	2008	プラハ（チェコ）
1977	ウプサラ（スウェーデン）	1993	クラクフ（ポーランド）	2009	マラガ（スペイン）
1978	ワルシャワ（ポーランド）	1994	アテネ（ギリシャ）	2010	グラスゴー（イギリス）
1979	アテネ（ギリシャ）	1995	サラゴサ（スペイン）	2011	ウィーン（オーストリア）
1980	ナイメーヘン（オランダ）	1996	コペンハーゲン（デンマーク）	2012	リヨン（フランス）
1981	マドリード（スペイン）	1997	ウィーン（オーストリア）	2013	プラハ（チェコ）
1982	ケンブリッジ（イギリス）	1998	プラハ（チェコ）	2014	ミラノ（イタリア）
1983	プラハ（チェコスロバキア）	1999	リンシェーピング（スウェーデン）	2015	グラスゴー（イギリス）
1984	オスロ（ノルウェー）	2000	ベエルシェバ（イスラエル）	2016	バルセロナ（スペイン）
1985	エルサレム（イスラエル）	2001	ベルリン（ドイツ）	2017	ヘルシンキ（フィンランド）
1986	リスボン（ポルトガル）	2002	リスボン（ポルトガル）	2018	バーゼル（スイス）
1987	ダブリン（アイルランド）	2003	ベルン（スイス）	2019（予定）	ウィーン（オーストリア）
1988	イスタンブール（トルコ）	2004	エジンバラ（イギリス）		

は教育の多様性をそのまま反映していると個人的には捉えている．全体講演（Plenary）やシンポジウム（Symposium），一般口演（Short Communication）などは他の学会でも見られる形式だが，ワークショップ（Workshop）の質・量は他分野の学術大会を凌駕するものであろう．医学教育学の何か一つのテーマについて学ぼうとした際に，ワークショップ形式では，小グループで討議したり，ワークシートに記述したりしながら，企画者と参加者が比較的フラットな関係で知識や経験を共有できる．またポスター発表（Poster）では近年，E-Poster という形式も加わり，IT 時代の知識共有のあり方を反映させている．発表時間がそれほど長くないことや聴衆との距離の近さを考慮すると，初めて自分の発表を行う際や，聴衆とより近い関係で討論したい際にはポスター発表形式が適していると言える．フリンジ（Fringe）も他の学会ではあまり見ない形式で，ここでは「一風変わった」発表が期待される．笑いのとれるユニークさのようなものも求められるこのフリンジは，AMEE に参加される方には一見の価値ありと言っておきたい．

リサーチペーパー（Research in Medical Education Paper）や博士課程報告（Doctoral Reports）は，より研究色の強い発表形式である．世界各国から集まった優秀な研究者が，医学教育をフィールドにした人文社会科学や情報工学領域まで広がる学際的で高いレベルの研究発表を行い，座長や聴衆との厳しい討論も行われる．2017 年ヘルシンキ大会のリサーチペーパーの抄録採択倍率は約 6 倍であり，発表内容は複数の研究者によって評価されて，優秀演題がその中から選ばれた．医学教育研究の最先端に触れることができる最も学術的なセッションであると言えるだろう．この他にも，20 秒のスライドを 20 枚出してプレゼンする日本語由来のペチャクチャ（PechaKucha™），個人的な視点・観点を述べる私の視点（Point of View），一つのテーマについて深く議論するラウンドテーブル（Round Table）などの非常に多彩なセッション形式があり，また毎年新しい形式の発表を取り入れようとしているのが AMEE のセッションの特徴である．

4.　学術大会の特色と参加の実際

以下に筆者の視点も交えながら AMEE の学術大会の特色について述べる．まず医学教育学分野

の特徴もあってか，参加者にはとてもフレンドリーな人が多い印象がある．私自身は，初めて参加した時には欧米人の数の多さに圧倒されたが，少しずつ知り合いが増えてきた現在は，旧友との交流が楽しい．大きくなった今もなお，アットホームな雰囲気を大事にしている学会だと感じる．また AMEE は初学者から第一線の研究者まで幅広い層が知的に楽しめる学術大会でもある．例えば，初めて参加する人を対象に，日曜日の夕方にオリエンテーションがある．このオリエンテーションを学会長の Trudie Roberts 氏や事務局長の Ronal Harden 氏が主催するということに，この学会の初学者に優しくあろうとする姿勢を見ることができるように思う．また，医学教育学や医学教育研究の基本を学びたいという参加者を対象に，ESME（Essential Skills in Medical Education），ESMEA（Essential Skills in Medical Education Assessment），ESMELead（Essential Skills in Medical Education Leadership and Management），RESME（Essential Skills in Medical Education）などのコースがある．特にテーマを絞った後者 3 コースは，それらを集中的かつ俯瞰的に学びたい方にはおすすめである（これらも高額ではあるが）．なおこれらのコースは APMEC（Asian Pacific Medical Education Conference）などの他の国際学会でも開催されていることを付け加えておく．

　自分のキャリアがすすんで医学教育学について少しずつ勉強が進んでくると，テーマを絞って主体的に勉強できるワークショップがありがたく感じる．特にプレコングレスワークショップは時間も十分とられているため，かなり深く掘り下げて勉強することができる．自分の問題意識が世界共通であることが認識できたり，これまでに知らなかったようなモデルや理論を勉強したりすることができる貴重な場である．個人的な経験として，プレコングレスワークショップも含めて，大会期間中ずっとワークショップばかり参加しようとして，期間中に認知的に力尽きてしまったことがあった．これらの話も含めてあくまで参考に，ということで，ワークショップ参加のイメージを作っていただければ幸いである．

　近年は世界各国の医学／医療者教育学の修士課程の数が増えたこともあってか，修士レベル以上の参加者を対象としたセッションが充実してきている．博士課程報告はその一つであり，またワークショップにも上級者向けのものも多く見られるようになってきた（RASME：Research Advanced Skills in Medical Education など）．世界各国からのこのレベルの参加者との交流がまた Exciting なので，医学教育学分野の修士以上の方にはこういったセッションを狙っての参加を勧めたい．

　そして研究者としてのキャリアを進めていくステージになってくると，上述の一般口演やリサーチペーパーで自身の研究発表を行うこと，またそれに対する議論の受け答えなどが知的に刺激的である．自分が「医学教育の場にこういうことがあったらいいかも」となんとなく思っていたことを，世界各国の研究者がどんどん実践報告や研究の形でまとめてくることに対して，私自身，悔しい思いをしたことは数知れない．親しい友人がシンポジウムなどの大きな場で発表しているのを嬉しく思ったり，雲の上のような存在の研究者の全体講演の後に質問しに行ったら意外にフランクに話してくれたり，何気なく一般口演の場で質問をしたらそれがきっかけになって海外での仕事をもらうことになったりと，AMEE にはこれまで本当にたくさんの学術交流の場をいただいてきた．

　そしてさらに世界には，AMEE は大きくなりすぎて学術的な議論を深めるには不足感がある，と考える研究者もいる．こういうレベルの研究者は，AMEE の期間の前後に，一つのテーマについてもっと時間をとって議論ができるようなセッションを独自に作っている．カナダを基盤にした ICE-Net（International Clinician Educator's Network）や欧州の複数の大学が PhD の学生やポスドクを対象に行なっている Rogano Meeting などはそれに該当する[3,4]．このレベルにいる研究者に対しても，間接的に学術交流の場を提供できているのが AMEE の強さだと改めて感じる．

5. 最後に

　医学教育学分野の研究者である私にとって，AMEE は，旧友と交流しながら医学教育学の知

識をアップデートできるホームの学会であり，また自分が渾身の力を込めてまとめた研究発表を持っていく戦いの場でもある．参加費が高額であること以外に運営や内容にはあまり不満はなく，むしろ医学教育学分野の毎年の進歩を肌で感じ，「追いつくのが必死」という気持ちで，この国際的な学術交流の場に参加している．そして最近は，日本の一研究者としてどのように AMEE 貢献できるか，ということをしばしば考えるようになった．AMEE に参加して日本人にその様子を SNS（Social Networking Service）で報告する，というようなスタンスではなく，日本の一研究者として国際学会である AMEE にどのように貢献すべきか，としばしば自身には問うている．

また本邦について振り返ってみると，日本医学教育学会は AMEE よりも長い歴史を持っていることに改めて気づく．日本医学教育学会大会は多様な参加者が知的に楽しめるフレンドリーな学術大会になっているのだろうか？　AMEE の標語は "Inspire...and be inspired" であるが，日本医学教育学会大会の参加者にはそのように感じてもらっているのだろうか？　この問いは，同学会に所属するすべての会員とともに考えていきたい．

Acknowledgments

The author wishes to thank Prof. Trudie Roberts, Prof. Ronald Harden and Prof. Trevor Gibbs for their giving information about the AMEE.

文　献

1) Wojtczak A. History of AMEE 1971-2009. AMEE Occasional Paper 5. 2013. Association for Medical Education in Europe（AMEE）.
2) 向原圭，伴信太郎，吉田一郎．〔印象記〕ヨーロッパ医学教育学会．医学界新聞．2477 号．URL Available from: http://www.igaku-shoin.co.jp/nwsppr/n2002dir/n2477dir/n2477_02.htm
3) International Clinician Educator's Network. Royal College of Physicians and Surgeons in Canada. URL Available from: http://www.royalcollege.ca/rcsite/resources/international-clinician-educators-ice-network-e
4) Rogano Meeting. URL Available from: https://www.roganomeeting.com/

特集：国際カンファレンスの紹介

4. Asia Pacific Medical Education Conference（APMEC）

菊 川 誠*

Asia Pacific Medical Education Conference（APMEC）は，Center for Medical Education, Yong Loo Lin School of Medicine, National University of Singapore が 2003 年から主催している国際学会である．当初 300 名弱であった参加者は年々増加し，2018 年 1 月に行われた 15 周年の学会では 33 カ国から約 1,300 名の参加者があった．日本からも近年参加者が増えており，2018 年の参加者は 41 名であった．例年 Yong Loo Lin School of Medicine で開催されてるが，2018 年は 15 周年を記念して，メインカンファレンスは Resorts World Convention Centre という豪華なイベントホールで開催された．現在，アジアで最も大きな活気のある学会と言っていいだろう．

開催時期は例年 1 月である（2018 年は 1 月 10 日から 14 日であった）．水曜日，木曜日がプレカンファレンスワークショップ，金曜日，土曜日がメインカンファレンス，日曜日がポストカンファレンスというスケジュールとなっている．

プレカンファレンスワークショップは半日〜1 日で提供されている．2018 年は 36 コースのワークショップが実施された．統計ソフトの使い方，談話分析法入門，インタビューからデータ分析についての質的研究，臨床推論の評価法，多職種連携教育のエビデンスのアジアでの適応の仕方など，実践から研究まで多彩なテーマが準備されている．参加希望者は事前に申し込みをして，本大会とは別に参加料を支払う必要がある．人気のあるワークショップは早めに定員に達するので，参加したいワークショップは早めに申し込む必要がある．

本大会は，シンポジウム，パネルディスカッション，フリーコミュニケーション（口頭発表），ポスター発表，e-ポスター発表というカテゴリーで構成されている．しかし，2 日の中で多くの企画が並列で行われるため興味のある企画が同じ時間帯の場合は，どちらかを選ばざるを得ない．事前にプログラムを確認してどこに参加するかをよく検討しておく必要がある．メインテーマは毎年，昨今のニーズに合わせたテーマを取り上げている．2018 年は，テクノロジーをどう医学教育に活かすか，というメインテーマで開催された（Technology：Enhancing education for improvement of patient care）．メインテーマを中心としてアジア・世界をリードしている演者によるシンポジウムやパネルディスカッションが行われている．また，フリーコミュニケーション（口頭発表），ポスター，e ポスターで発表された演題はレビューアーによって評価され，それぞれに Award が決まり，土曜日の閉会式で表彰される．発表者の一つのモチベーションになっている．

APMEC は，アジアの参加者が多く，文化的に類似しているからか，お互いの背景・事情について共有しながらディスカッションできることも多い．使用言語は英語であるが，和気あいあいとした雰囲気があり，英語が苦手な著者でも参加者と気軽に会話や議論ができることが心地よい．

また，日本との時差は 1 時間のため，時差ぼけ

---

* 九州大学大学院医学研究院医学教育学講座，School of Medicine Graduate School of Medical Sciences Faculty of Medical Sciences, Kyushu University

することなく渡航でき，かつアジアからの参加者に加え，世界的に医学教育分野をリードしている先生が多く参加しており，近い距離で議論もできる点で魅力的である．また，日本では一番寒い時期に温かい気候で勉強できる点は，大会の内容とは直接関係あるとは言えないが，メリットの一つと著者は感じている．以上のことから著者は，参加費は850SGD（約7万円）であり，決して安価ではないが，2011年から毎年参加している．

また，AMEEと同様に以下の二つの初学者を対象とした教育プログラムも準備されている．

Essential Skills in Medical Education（ESME）：医学教育の入門コース

Research Essential Skills in Medical Education（RESME）：医学教育研究における基本原則と方法に関する入門コース

どちらも別途受講料がかかるが，重要な内容がコンパクトにパッケージ化されており，初学者が最初に受講するのに適しているかもしれない．ただ，当然ではあるが英語で，最初の概念理解をしないといけない点は，少しハードルがあるかもしれない．

APMECの内容やイメージを知りたい方は，第15回APMECのホームページを参照されたい（大会のデモンストレーションビデオも視聴できるようになっている）．

http://medicine.nus.edu.sg/cenmed/apmec15/index.html

医学教育の国際学会に参加してみたいが敷居が高いイメージがある，と感じている方に是非お勧めしたい学会である．

特集：国際カンファレンスの紹介

5. Asia-Pacific Conference on Problem Based Learning in Health Sciences and Higher Education（APC-PBL-HSHE）
アジア太平洋地区健康科学・高等教育での PBL 会議

松尾　理[*]

　タイトルの会議名称は，2018 年の会議から使用することになって，見慣れない方がほとんどだろう．このような名称になった下記のような歴史をご理解頂くと納得してもらえると思う．実は，PBL に関する会議がアジア太平洋地区に 2 種類あって，PBL に入れ込んでいる著者でも，PBL のために 2 回も海外出張するのは大変だった．

　一つの流れは，1999 年に第 1 回会議を香港大学で持ったアジア太平洋地区 PBL 会議（Asia-Pacific Conference on PBL，略称：APC-PBL）で，医学系のみならず，工学系など幅広い分野を対象にしていた．2006 年には東京女子医大の神津忠彦先生が第 6 回会議を主催された．

　もう一つの流れは，2000 年にシンガポール大学で第 1 回会議を持ったアジア太平洋地区健康科学領域での PBL 会議（Asia-Pacific Association of PBL in Health Sciences）（略称：APA-PHS）で，医学・医療系に特化していた．二つの流れは，ほぼ 2 年ごとながらも，同じ年に開催されたりして，参加者の多くが両会議を merge する希望を持っていた．

　かくして，紆余曲折ののち第 1 回合同会議が 2010 年 10 月 に，Joint Conference of APC PBL and APA PHS（略称：APJC-PBL）として，台湾の Fu Jen Catholic University で開催され，それ以後 2 年ごとに上海，プーケ，デグーで開催され，今年 2018 年 8 月にはスラバヤで開催予定である．

　なお，前回のデグーでの会議で，合同会議の名称を Asia Pacific Conference on Problem Based Learning in Health Sciences and Higher Education（略称：APC-PBL-HSHE）とすることになった．したがってホームページの検索に APC-PBL-HSHE2018 を入れると，本会議のホームページのみならず，Facebook も検索結果に表示される．

　この APC-PBL-HSHE は，法律的に APA-PHS の継承団体としてマレーシアで登記されているので，APA-PHS の場合と同様に毎回の議事録や会計報告などが，公的な当局に提出されている（この点が任意団体である APC-PBL との大きな違いであろう）．

　二つの会議が合同した成果として，参加者の利便性が増し，また両会議の特徴を合同会議が持っているので，多くの参加者が満足しやすい内容となっている．合同会議への参加国数は，第 1 回が 14 カ国，第 2 回 19 カ国となっていて，非常に多いとは言えないが，PBL に熱心な大学があり，また熱心なリーダーがいる国はコンスタントに参加している．国別の参加者数も開催国が一番多いのはどの学会でも同じである．とは言え，日本からの参加者は残念ながら多いとは言えない．合同会議になった台湾での開催時に 25 名参加したのが最高で，それ以降は 1 桁の参加者数である．因みに 2016 年韓国のデグーで開催された時は，地理的に近いので参加者が増えるかと期待したが，

---

[*]　近畿大学名誉教授，Kinki University Emeritus Professor

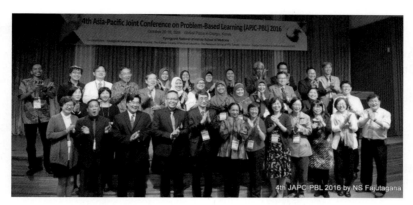

PBL Clinic に参加したエキスパートの集合写真

図1 Pre-conference Workshop

極少数の参加者であった．上記の写真がPBL Clinic 終了後の集合写真である．

本会議を側面からサポートする委員会として International Advisory Board（IAB ミーティング）と呼ばれる会議が開催され，全般的なアドバイスや個別問題などへの対応を討論している．メンバーはおおむね PBL に熱心な方々で，ある意味その国を代表するような立場で意見を求められ

1 Conference — August 4th, 2018 Saturday

[Tentative program]

08.00 – 09.00	Opening ceremony
09.00 – 09.45	Keynote speaker 1: Revisiting PBL Foundation — Kwan, David C.Y.
09.45 – 10.30	Keynote speaker 2 PBL implementation in South East Asia — Prihatiningsih, Titi S.
10.30 – 11.15	Coffee break & e-Poster session
11.15 – 12.00	Plenary session 1 Challenge and opportunities in implementing PBL — Sim, Debra Si Mui
12.00 – 13.00	Lunch break & pray
13.00 – 14.00	Symposium PBL implementation in residency program — Patil, Nivritti G. & Emilia, Ova
14.00 – 14.45	Plenary session 2 Ethical and socio cultural consideration in implementing PBL — Rehatta, N. Margarita
14.45 – 15.00	Coffee break
15.00 – 16.00	Oral presentation 1 & Oral presentation 2
16.00 – 16.15	Closing day 1
19.00 – 21.30	Hospitality Night

2 Conference — August 5th, 2018 Sunday

[Tentative program]

08.00 – 09.00	Her-Registration
09.00 – 09.45	Plenary session 3 Managing interprofessional PBL's implementation — Soemantri, Diantha
09.45 – 10.30	Coffee break & e-Poster session
10.30 – 11.15	PBL implementation in different disciplines Parallel 1 & Parallel 2 — Setijanto, D [Dentistry] Nursery [tba] Pharmacy [tba] Midwifery [tba]
11.15 – 12.00	Student's voice [tba]
12.00 – 13.00	Lunch break & pray
13.00 – 14.00	Oral presentation 3 & Oral presentation 4
14.00 – 15.00	PBL Clinic Tan, Gregory Surjadhana, Adrianta
15.00 – 16.00	Plenary session 4 Interprofessionalism — Achike, Francis I.
16.00 – 17.30	Award announcement and Closing ceremony

図 2　本年度の会議プログラム

ることが多い．因みに神津忠彦先生（東京女子医大）が名誉アドバイザーに，また鈴木康之先生（岐阜大）と松尾理（近畿大）が IAB メンバーとして活躍中である．

　プログラムとして，会議の前日にワークショップを行うのが慣例となっている．今年のトピックスは，図 1 のように Aligning skills training program with/within PBL implementation, PBL to ensure the thinking of 21st century learners, Application of PBL in laboratory courses of basic sciences, など，計 11 のワークショップが予定されている．

　本会議では，他の学会などでみられるように特別講演やシンポジウムの他に，Debate セッションや PBL Clinic というセッションがあり，参加者が抱えている問題を募ってまとめた後でエキスパートが討論する場となっていて，好評である．本年度の会議プログラムを図 2 で示しているが，一般講演やポスター発表もあり，参加者間や参加者と演者との距離が短いのが特徴として挙げられよう．

　この会議のさらなる特徴はプログラム・抄録集にみられ，演者の顔写真とプロフィール（メルアド含む）が紹介されているので，会議後に個人的にコンタクトしやすくなっている．

　学会誌として Journal of Medical Education と提携する話が提案され，双方の合意点を目指している最中である．

特集：国際カンファレンスの紹介

6. Association for the Study of Medical Education（ASME）

西城　卓也[*]

はじめに

Association for the Study of Medical Education（以下，ASME）は，英国の医学教育学会である．ASME の年次大会として，ASME Annual Scientific Meeting が開催されている．筆者は，2013 年にグラスゴー大学医学部医学教育講座に，上級講師として招聘いただいた際に，先方の Phillip Evans 先生と ASME ASM にて発表させていただいた経験があるので，その概要を紹介させていただく．

ASME 概略

ASME は，英国内の様々な医学教育分野の機関と人々が集結し，医学教育の理論や知識の共有，専門性の向上に貢献することを目的として，議論の場や情報交換，研修などの広範な機会を提供する学術団体である[1,2]．ミッションとしては，医学教育のあらゆる領域の，研究を通じた根拠のある最善の教育実践を提唱することを通じて，医学教育の教育者・指導者・学習者の改善のニードを満たすことと掲げている[1]．

その歴史は 1957 年にまで遡る．英国 General Medical Council（GMC：いろいろな訳があるが，医療総合評議会）という自律的行政処分兼教育団体[3,4]が医学部卒前カリキュラムの最小限の要件を画一的に全国の医学部に恒久的に要求するのをやめる代わりに，各医学部が医学教育への新しいアプローチを開発するための試行を積極的に推奨した時期があり，その折に ASME が設立され

た[5]．その背景からもわかるように，革新的で新しい教育への試みと，その優れた教育研究による実証・探索が盛んである伝統があるといえよう．

1976 年に創刊された ASME の機関紙である雑誌 *Medical Education* は，名実ともに医学教育学のトップジャーナルであり，教育研究関係者の憧れの雑誌である．現在の ASME の Chair は，女性の臨床心理士であり，以前岐阜大学医学教育開発研究センターの客員教授も務めた現アバディーン大学の Jennifer Cleland 教授が務めておられる．

学術集会の趣旨と内容

ASME Annual Scientific Meeting（以下，ホームページの記載通り ASME ASM と略す）は，英国のいずれかの都市で開催される年次学術集会である．ホームページによれば，ASME ASM は，通常 7 月の第一週に開催される．毎年基調テーマが定められており，例えば "Medical Education with a global perspective"（2018），"Diversity in medical education：about people, for people, by people"（2017）などである．参加者の 9 割は英国人であると言われており，主に英国国内の関係者向けの学会ではある．しかし世界的潮流を生み出す源であるという自負が英国の医学教育者にあるからか，国際的視点からの議論や新たなモデルの提言も盛んである印象がある．

扱われるテーマは多岐にわたり，卒前教育から卒後教育までを含む．医学生の臨床技能の評価や，コミュニケーショントレーニング，カリキュラム計画，入学選抜，卒後シミュレーション教

---

[*]　岐阜大学医学教育開発研究センター，Gifu University Medical Education Development Center

育，多職種連携教育，プロフェッショナリズム教育，マインドフルネス教育等などが網羅されている．招待されているゲストは国際色豊かで，カナダやオランダ，アメリカのエキスパートが招聘されている．英国の参加者が中心であるので，英国の文脈を前提に議論が進むことが多い．参加前に，英国 General Medical Council が卒業生に求めるアウトカムを提言している Outcomes for graduates（通称 Tomorrow's Doctors）[6]，研修制度の Foundation Programme[7] などを読んだりしてもよいかもしれない．英国の医学教育については，多くの論文[8-14]で紹介されているので，一読されたい．

プログラム構成

通常会期は 2.5 日間である．記念講演が 5-6 個開催される他，大会前と大会中にワークショップが 20 数個提供される．口演は 150 程の演題が選ばれ，残りはすべてポスター発表である．全体講演と口演の時間が重なることはない．全体講演も比較的こじんまりとした会場で行われるが，多くは満員に近い状況で，熱気を感じた．口演発表には，一人に対して 7-10 分の発表時間と 5 分程度の質疑応答時間が与えられている．口演発表の時間は，それぞれ大まかなテーマにより分類された部屋が 10 部屋位あるので，10 列並行で同時に発表が進む．ひとつの発表枠には 20 分が与えられており，ある程度のゆとりをもって議論しているのは英国らしい．すべての口頭発表は，その 20 分の区切り通りに行われるので，定刻に発表が始まる仕組みになっている．会場から他の会場に参加者が移動する時間が少し残されているので，いろいろな領域の研究を聞きたい人には親切な構造である．ゆったりとした時間の中で行われているので，合間合間で人と人との交流や小話，情報交換が可能で，議論を好む英国人の真髄を見る気がする．そして優れた口演発表には，しっかりとした文先行研究調査や文献が添えられているものが比較的多い印象であった．質の高い発表を大会側が厳選しているという．そのような発表を口演にあつめることで，優れた教育のエビデンスを生産していく土壌があるように見えた．

委員会やインタレストグループの企画

ASME の各委員会やインタレストグループが企画者となり，ユニークなワークショップを多数企画している．委員会とは別に，インタレストグループが存在し，かつ学会の企画を盛り上げている点は，学会の運営という意味で意義深いと考えられる．

過去には，"Mindfulness in Medical Education" Special Interest Group や "Technology Enhanced Learning" Special Interest Group による企画もあった．また学会のワークショップの一部は，学会前後のオンライン学習と接続されたワークショップもあり，学会に色を添えている．例えば，"Leadership Development Group" による "Fundamentals of Leadership and Management in Education" は，リーダーシップやマネジメントの理論やモデルを学び，それをオンラインコースを通じて各自の実践と照らし合わせつつ，それらの能力を高めようとするものである．

また，The junior Association for the Study of Medical Education（JASME）は，ASME の中のインタレストグループで，医学生と研修医を対象としている．ここもワークショップ企画に参画している．JASME メンバーを対象に，優れた活動や研究を行ったものに対しては，"The Sir John Ellis Prize" が送られ，ASME ASM の中の全体セッションで発表する機会が与えられる．他にも優れた発表に対して，それぞれ Foundation Prize として約 2 万円，Student Prize として 1 万円が副賞として与えられるようになっている．そう考えると，研究助成や表彰が多いことも ASME の特徴であるかもしれない．優れた医学教育の貢献や業績に対して贈られる AME Gold Medal，最優秀演題に送られる Best Original Research Paper Award（BORPA），教育者としてのさらなる成長と貢献が見込まれる人に対して The Educator Development Committee（EDC）から贈られる EDC Educator Development Award など，様々な受賞が設定され，より優れた教育者や教育実践活動を多角的に評価し，積極的に表彰しようとしている．ASME ASM とは直接関連はないが，学

会からも出版社の Wiley がスポンサーとなり，研究助成金として "*Medical Education*" Travelling Fellowship や "*The Clinical Teacher*" Travelling Fellowship が設立されており，それぞれ2,000 ポンドが送られる．

分科会

ASME が母体となって，ASME ASM 以外の研修会も多く開かれている．

Trainees in the Association for the Study of Medical Education（TASME）は，ASME の理事会が支援する，教育に関心がある研修医を対象とした Career group である．英国に 15 の地方会を有している．教育に関心があっても多忙な初期研修の際にはそれを維持するのは難しい．そのようなキャリアの時期を支援すべく，TASME Spring conference が設立された．2011 年から始まったこの 1 日間のカンファレンスが年一度，4月に開催されている．経験の共有や教育に関する議論をするプラットフォームとしての役割があり，教育政策に関する提言や教育研究を実施する際の支援も得られるとのことである．

また "Researching Medical Education Conference" という年に一回の一日間開催されるカンファレンスは，ASME の Education Research Group のメンバーと，英国の Institute of Education（ロンドン大学教育研究所）との共催で行われる学会である．研究手法に関する講演やワークショップが提供されており，関係者の人脈づくりにも役立っているようである．医学教育は，その多くは高等教育学やビジネス領域で開発された方法や理論を応用している学問であると考えられているが，このように非医療系の教育学者・研究者と医療教育者・医療者が意見を交わす場は，今後ますます重要になろう．

まとめ

ASME ASM は，英国医学教育学会の主催する年次学術集会である．英国人が主な参加者という国内学会ではあるものの，一流の国内外の演者と質の高い演題やワークショップにより創られ，学びが得られる良い学会であると考える．学会の提供する様々な企画・分科会もユニークであり，参考にするところがある．欧米を中心とした医学教育の潮流に漫然と流されたくはないが，それでも新しい教育モデルや理論の源流がここにあると感じることができると言わざるを得ない．参加する価値は大いにあるだろう．

文　献

1) Association for the Study of Medical Education. URL: https://www.asme.org.uk/（accessed 13 April 2018)

2) 渡邊洋子．医学教育において非医療系教育専門家が果たす役割とその意義．京都大学生涯教育学・図書館情報学研究 2010; **9**: 1-13.

3) 吉田謙一，河合格爾，&黒木尚長．英国の心臓外科医 de Leval の医療改革の夢．日本心臓血管外科学会雑誌 2004; **33**(6), 371-374.

4) General Medical Council. URL: https://www.gmc-uk.org/（accessed 13 April 2018)

5) Association for the Study of Medical Education. History of ASME1957-2007. URL: https://www.asme.org.uk/images/HISTORY_OF_ASME_book.pdf（accessed 13 April 2018)

6) General Medical Council. Outcomes-for-graduates（Tomorrow's Doctors）URL: https://www.gmc-uk.org/-/media/documents/outcomes-for-graduates-jul-15-1216_pdf-61408029.pdf（accessed 13 April 2018)

7) The UK Foundation Programme Office. URL: http://www.foundationprogramme.nhs.uk/pages/home（accessed 13 April 2018)

8) 池田英治，&須田英明．英国における卒後歯科医学教育事情：卒後歯科医学教育機構について．日本歯科医学教育学会雑誌 1997; **12**(2), 243-248.

9) 平出敦，山本浩司，笠原彰紀，&吉矢生人．英国の卒前医学教育改革．医学教育 1997; **30**(2): 87-91.

10) 田口則宏．英国ダンディー大学歯学部における卒前歯科医学教育．日本歯科医学教育学会雑誌 2006; **22**(1): 47-57.

11) 鈴木利哉，錦織宏，奈良信雄．スコットランドにおける臨床技能教育．医学教育 2008; **39**(6): 376-379.

12) 錦織宏，福島統，仁田善雄，神津忠彦，鈴木利哉，奈良信雄．英国における医学部学士入学制度の動向．医学教育 2008; **39**(6): 370-372.

13) 渡邊洋子，柴原真知子．英国医事委員会『明日の医師を育てる--卒前医学教育への推奨事項』京都大学生涯教育学・図書館情報学研究 2008; **7**:

123-141.
14) 錦織宏. 英国の新しい卒後初期臨床研修制度
（Foundation Programme）〜社会民主主義型の
医学教育の一例〜. 医学教育 2009; 40(6): 425-
431.

特集：国際カンファレンスの紹介

7. The International Conference on Residency Education（ICRE）

西城　卓也[*1]　浅川　麻里[*2]　青野　真弓[*3]
今福輪太郎[*1]　高山　祐一[*4]　鈴木　康之[*1]

はじめに

カナダの Royal College of Physicians and Surgeons of Canada[1] が毎年主催する International Conference on Residency Education[2]（以下 ICRE，"アイクリー" とも呼ぶ．国際研修医教育学会）は，研修医を中心とした臨床教育に特化した国際学会である．筆者らで，2016 年，2017 年と参加した経験があるので，概略を紹介する．

ICRE 概略

Royal College of Physicians and Surgeons of Canada は，医学教育の推進や，カナダの医療専門職のスタンダード設定，専門医の能力やプログラム評価，医療制度の充実等を通じてカナダのヘルスケアを改善することをミッションとした団体である[1-3]．カナダの医師の卒後教育の充実と専門化に伴い，より研修医教育に特化した学術集会開催の機運が高まり，開催されるようになった．したがって ICRE 全企画は，初期研修医・専攻医教育とその研究に焦点を置いており，卒前教育に関しては，その臨床教育が主に扱われる．

学術集会の概略と内容

ICRE[2] はカナダ国内のいずれかの都市で開催される年次大会であり，2018 年で 11 回目を数え

ようとしている．参加者数は毎年約 2,000 人である．主な参加者はカナダや米国であるが，国際学会と謳うだけあって，オランダや英国，豪州などからも参加者が見られた．通常秋の 10 月に開催されることが多い．言語は英語とフランス語が共通言語であり，原則，それぞれの言語が資料や看板に併記されていなければならない．これはフランス語を公用語とするケベック州への配慮であろう．実際に講演で使用される言語は，海外参加者がいることを見越して，英語が使用されている．参加者の多くは，臨床指導医やプログラム責任者であるが，研修事務職員もいることが特徴である．内容は多岐にわたり，アウトカム基盤型カリキュラム，Entrustable Professional Activity（EPA）やマイルストーンに基づく研修医評価，研修医の Mindfulness 教育，Resilience 教育，Professionalism 教育，画像診断の教育法，臨床現場での教え方，臨床指導医のためのオープンリソース共有，タブレット端末の医学教育への活用法，医学生の学習支援，研修医のメンタルサポート，患者の医学教育への参画，等があった．これらは実践的なものが多く，臨床指導医に役立ちそうなものが多く取り揃えられている．なお学会というと分厚い抄録・プログラム冊子を持たねばならないイメージであるが，ICRE は ICRE Mobile App[4] というアプリを作っており，アナウンスを把握したり，

[*1] 岐阜大学医学教育開発研究センター，Gifu University Medical Education Development Center
[*2] 堺市立総合医療センター総合内科，General Internal Medicine, Sakai City Medical Center
[*3] 聖路加国際病院教育センター，Medical Education Center, St Luke's International Hospital
[*4] 大垣市民病院外科，Surgery, Ogaki Municipal Hospital

スマートフォンでスケジュールを組み立てたりすることができるので，非常に便利である．日本医学教育学会もますますのIT化が進むことを期待せざるを得ない．

プログラム構成

ICREは3日間の日程で開催される．The Program Administrators Conference[5]が毎年併催されているが，これは効果的なプログラムの運営に欠かせない研修事務担当者やコーディネーターの研修やネットワーク構築を目的とした2日間の学会である．これが一日先だって開催されるので，全体としては4日間の開催期間であると言える．ICREは，3日間で5つほどの講演（全体セッション），最大で16前後の並列学習トラック，期間中50個前後のワークショップ，そして200ほどのポスター・口演発表が提供される．

提供している人材は，カナダや英国や米国などの医学教育専門家や心理学者などである．研究成果や理論・モデルを少し紹介しつつ，医療者教育の改善を議論するものが多い．カナダの参加者が圧倒的に多く，実際の現場の問題や主張を議論するときには，実際のカナダの教育制度や文脈にそって話していることが多いので，少々理解するのに苦労することはあるかも知れない．参加されるのであれば，カナダで働く医師のコンピテンシーを提示するCanMEDSモデルの総説[6]は触れておくとよいかもしれない．予習をしたい方には，カナダの医学教育を紹介した論文[7-10]が参考になるかもしれない．ICREに参加するとカナダの最近のシステムの導入ぶりと，また論文には報告されていない課題が先取りして知ることができるメリットがある．海外の論文には大抵良いことが強調されてモデルが提示されているが，ICREでは現場の臨床指導医が，最近の医学教育の動向をどのように捉えているのかを知ることができて興味深い．

口演発表においては，会場ごとに内容・テーマ（教育法，評価，卒後教育，卒前教育，態度教育）などに分かれている．20分が一人の発表と質疑応答の割り当てられた時間で，20分刻みで全13列が同時にタイムマネジメントされている

のが特徴である．したがって，合間に部屋を移動することで，様々なトピックの中から聴いてみたい口演を自分なりに選択できるのが，短期間で情報収集したい臨床指導医にはメリットだろう．我が国の学会のプログラム構成にも学ぶべきところがあると考える．

2時間程度のワークショップも海外の著名な専門家が提供しているものもあり，国際学会の雰囲気を存分に味わえる．

また，他の国際学会ではあまり見かけないセッション"Lightening Round"という45分間の企画があったので報告する．これは，その内容のエキスパートが司会となって，参加者にその領域の基本や知見を15分程度紹介したのち，円卓のグループごとに議論したい話題について自由に会話するものである．そして最後にそれについて簡単に全体報告しつつ，司会からコメントや新たな情報を得ることができる．このセッションの長所は2つある．1つは，レベルを問わず手軽に最近の情報を仕入れられることだ．特に初学者の方で，いきなりワークショップに参加は尻込みしてしまう方には特に参加しやすいだろう．2つ目はICREの目標の1つとされる医療教育の人脈の構築である．その領域に関心のある人とひとまず知り合いになることで，その後の現場での実践改善や研究活動のきっかけとなるものと考えられた．

世界的な展開

ICREは他国と共催し，開催を支援している．LACREはLatin American Conference on Residency Educationの略であり，南米で開催されている．CCREは，China Conference on Residency Educationの略である．パンフレットは中国語であるので，学会期間中の公用語もそれに準ずると思われる．なお，ICREは国際親善大使を様々な国から登用し，世界的拡大を計っている．

研修担当事務の視点から

カナダ全土より，Program Administratorsが参加している研修会で，彼らと話していた時に「Program Administratorsとして働いていくには，このConferenceに参加せずには業務が遂行

できない」との言葉が印象的だった．参加している方々がProgram Administratorsとして働いていることへの誇りや，スペシャリストとして認められている喜びが見て取れた．2日間の構成は4つのPlenaryセッションと25のワークショップの形式で行われ，参加者の業務習熟度によって参加できるよう工夫されたConferenceとなっている．一番興味深く参加したのが『Rocking the PA role』であり，これは新任者向けのワークショップである．研修医がどのように医師の業務を行っているか，なぜ電話やメールの返事がないのかなど病院の実情を理解する内容であった．制度が違っても同じような悩みや戸惑いを感じていることが分かった．日本でも同様なconferenceの実施や研修事務担当者の専門性が認められると，担当者のモチベーションアップに繋がると確信した．

外科指導医の視点から

ワークショップのように円卓で話し合う形式は，通常の外科の学会にはないので，面白く参加できた．そもそも単語や話が分からないが，用語は勉強すればわかるので，事前に教育の論文などを読むのが大事であると感じた．研修医の教育方法やカリキュラムは重要だが，やはり指導医が最も大事だと実感できた．そして様々な企画に参加することで，系統的に教えるとか，スキルとかコミュニケーションを教えて，一人前にする指導の重要性が実感できた．そしてドロップアウトさせないことや，バーンアウトさせないことも指導医の役割であると自覚できた．

総合内科指導医の視点から

ICREは臨床指導医にとって日々の教育に関連する興味深いテーマが充実している．メンターシップ，コーチング，リーダーシップ教育，エモーショナル・インテリジェンス等のワークショップに参加したが，研修医，指導医，プログラム責任など立場の異なる参加者とディスカッションや情報交換ができたことが新鮮だった．共感できる内容が多く，制度は違えども各国の指導医の悩みは案外共通していることがわかった．答

えが準備されているわけではなくすっきりしない場合もあるが，それも現場の生の声が聞ける貴重な機会となった．また，教育専門家ではない臨床医が企画したワークショップもあり，同じ臨床指導医として教育に対するモチベーションの高さに刺激を受けた．臨床で多忙な指導医にとって，ICREは実践的で気軽に参加しやすい学会であり，日本でも同様の機会があればより良い卒後教育に繋がるのではと感じた．

教育研究者の視点から

ICREは，指導医だけでなくプログラム責任者や研修医，研修事務担当者も多く参加し，臨床研修プログラムの改善を1つの目標とした国際的なコミュニティの形成を促す機会になっていた．特に，学会プログラムの中でワークショップ形式のセッションの割合が高く，立場の異なる参加者が円卓を囲む形で建設的に話し合うことが強調されていた．これにより，演題発表をただ聞くのではなく，テーマに対する自分の意見や関連する経験を共有することが求められるため，当事者意識が高く主体的に取り組む参加者が多くみられた．

また，Mindfulness教育やフィードバックなど実践的な内容が中心ではあったが，その他に「教育理論」や「研究論文の批判的吟味」を取り上げるセッションもあり，エビデンスを積み重ねて教育改善をしていこうとする流れもできていると感じた．そのような「研究」に関するセッションには研修事務担当者も参加しており，彼らの観点からしっかりと議論している姿が印象的であった．

まとめ

ICREは，カナダのRoyal College of Physicianが主催する年次学術集会である．研修担当事務職員を対象とした学会と共催され，指導医と研修担当事務職員，教育学者がともに学べる国際学会である．研修医への臨床教育や研修支援に関する実践的内容，関係者の現場の声をよく反映させつつ，カナダのアウトカム基盤型教育の理論と実践を中心に学べる学術集会であり，多職種で大いに学べる学会であるといえる．

文　献

1) Royal College of Physician in Canada. URL: http://www.royalcollege.ca/rcsite/about/about-royal-college-e（accessed 13 April 2018）

2) International Conference on Residency Education. URL: http://www.royalcollege.ca/rcsite/events/international-conference-on-residency-education-icre-e（accessed 13 April 2018）

3) 田中丈夫，木下牧子，野村英樹・他．医師の生涯教育制度：世界の潮流．医学教育 2011; 42(4): 239-242.

4) Apple Inc. ICRE Mobile App. URL: https://itunes.apple.com/jp/app/icre-mobile-app/id564891905?l=en&mt=8（accessed 13 April 2018）

5) Royal College of Physician in Canada. Program Administrators Conference URL: http://www.royalcollege.ca/rcsite/events/icre/program-administrators-conference-e（accessed 13 April 2018）

6) Frank, J. R., & Danoff, D. The CanMEDS initiative: implementing an outcomes-based framework of physician competencies. *Medical teacher* 2007; **29**(7): 642-647.

7) 浜田久之．カナダ・オンタリオ州における研修医の労働環境．医学教育 2010; 41(2): 115-117.

8) 西城卓也，錦織宏，＆奈良信雄．正統的周辺参加論に基づく Clinical Clerkship の構造：McGill 大学の事例研究．医学教育 2012; 43(2): 79-85.

9) 奈良信雄．カナダにおける医学教育と医師国家試験．医学教育 2014; 45(4): 284-290.

10) 石川和信，鈴木利哉，奈良信雄．カナダ医師国家試験第 2 部 Large scale OSCE に学ぶ．医学教育 2015; 46(2): 171-177.

特集：国際カンファレンスの紹介

8. Association of American Medical College（AAMC）

青松　棟吉[*1]　高橋　　誠[*2]

"Learn Serve Lead：The AAMC Annual meeting" は Association of American Medical College（AAMC：米国医科大学協会）が主催する学会である.

主な参加者は，アメリカ国内の医科大学医学部長や教育病院院長など，指導・運営的立場にあるスタッフや，北米を中心とした医学教育研究者である. 2017 年には約 4500 人が参加した.

例年 11 月初〜中旬に，アメリカ国内の主要都市で開催されているが，2018 年は 11 月 2 日から 6 日にテキサス州オースチンで開催される予定である. 参加費は，事前登録の場合 1,215 米ドル，現地登録の場合は 1,315 米ドルとなっている. 医学生や研修医は 500 米ドルだが，身分証明が必要となる.

医育機関や教育病院の指導者も参加するため，扱われるトピックも教育や評価の手法など医学教育の各論的なものに加え，社会における医療のあり方や現在の健康問題など，今後の医療，ひいては医学教育が担う社会的責務について考えるためのトピックも数多く扱われている.

筆者が参加した 2006 年の基調講演では，医療格差の問題が取り上げられた. そこではアメリカの医療の特色として，①エビデンスに基づいて行われる effective care，②患者の選択を重視する preference sensitive care，③医療機関により提供する医療が異なる supply sensitive care の三つを挙げ，特に③については国内での評価の高い病院でも在院日数が 2 倍以上異なることを，根拠として示していた[1].

この医療格差の問題は，2017 年にも学会の一つの大きなトピックであった. 2017 年は 132 のセッションが行われたが，医療格差について，法律・経済のそれぞれの視点から扱うセッションが設けられていた. さらに，医療格差の中でもより個別に，路上生活者に対する医療のあり方を，医歯薬それぞれを提供する視点から取り上げるものもあった.

こうした医学教育の社会的側面が注目される年もあれば，2011 年のように医学教育のパラダイムが取り上げられる年もある. 2011 年はアメリカの医学教育で進められている Competency-Based Medical Education（能力基盤型医学教育，CBME）が基調講演のトピックであった. この基調講演では，まず学習成果と知識の応用に主眼が置かれ，学習のプロセスは学生主導ではあるものの，学生と教員が学習に対する責任を負うという CBME のカリキュラムの特徴が提示された. その上で，臨床実習や residency の開始時など教育の節目でのコンピテンシーの定義や評価をどうするか，どのように現場に適した評価を行うかという課題がいくつか提示された. こうした課題に対して，例えば，節目でのコンピテンシーの定義や評価であれば，どの段階で，どの程度のコンピテンシーが必要かを定義するマイルストーンを設定するなどの対応策が提示された.

[*1] 佐久総合病院研修医教育科，Department of Medical Education, Saku Central Hospital
[*2] 東京医科歯科大学大学院医歯学総合研究科臨床医学教育開発学分野，Department of Medical Education Research and Development, Tokyo Medical and Dental University

このように広がりを持つ The AAMC Annual meeting のテーマであるが，2018 年の基調講演では，職場におけるハラスメントや偏見にどう立ち向かうか，という，アメリカ国内でも大きな問題となっている事柄が扱われる．

また，海外からの参加者が出席することはできないが，各機関の教育部門のスタッフが，それぞれの役職や担当分野ごとに集ってのミーティングや，学生のためのキャリア説明会なども開催されている．こうした点から，この学会が教育機関の実務者間，あるいは教育機関と学生間の交流も，主目的の一つにしていることがうかがえる．

学会の使用言語は英語である．アメリカの医育機関などからの参加者が中心のため，当然ではあるが，英語を第一言語とする参加者の比率が，筆者がこれまで参加した他の医学教育系国際学会（The Association for Medical Education in Europe や Asia Pacific Medical Education Conference など）と比較すると高かった．

文　献

1) 青松棟吉，錦織宏，大滝純司，伴信太郎．米国医科大学協会総会（AAMC）in Seattle, USA 参加報告．医学教育 2007; **38**: 119.

総　説

シリーズ：初期臨床研修と医学教育（第5回）
地域医療現場からみた卒後臨床研修

日本医学教育学会　卒後・専門教育委員会
安井　浩樹[*1]　青松　棟吉[*2]　石原　慎[*3]
小西　靖彦[*4]　清水　貴子[*5]　高橋　弘明[*6]
高橋　誠[*7]　中川　晋[*8]　望月　篤[*9]

要旨:
　地域医療研修は2004年に卒後臨床研修制度が開始されて以来，必修分野として現在に至っている．研修の現場は，へき地や遠隔地の診療所から市街の保健所まで多岐におよんでいる．地域医療研修を充実させ，よりよい研修医を育てるためには，プログラム責任者の役割が重要である．震災被災地での地域医療研修や，北海道と鹿児島の研修医の交換研修などユニークな研修も行われている．充実した地域医療研修は，地域でもとめられ世界的にも注目される，持続可能で新しい日本の保健医療システムをつくるための人材育成に不可欠である．
キーワード: 卒後臨床研修，地域医療研修，プライマリ・ケア，多職種連携医療，保健医療改革

Postgraduate Clinical Training System ～
A perspective from the Community-Based Medicine

Japan Society for Medical Education, Post-graduate Medical Education Committee
Hiroki Yasui[*1]　Muneyoshi Aomatsu[*2]　Shin Ishihara[*3]
Yasuhiko Konishi[*4]　Takako Shimizu[*5]　Hiroaki Takahashi[*6]
Makoto Takahashi[*7]　Susumu Nakagawa[*8]　Atsushi Mochizuki[*9]

Abstract

A community-based medicine program in the postgraduate clinical training system has been offered as a mandatory program since 2004. Training sites range from clinical attachments in rural/remote areas to public health centers in the city. The role of the program director is important for enhancing the community-based medical program and raising resident doctors. Unique training programs have been carried out, such as medical training in the afflicted area of the earthquake/Tsunami disaster area as well as an exchange program between Hokkaido and Kagoshima residents. The

---

[*1] 美幌町立国民健康保険病院呼吸器内科，National Insurance Bihoro Municipal Hospital
　　[〒092-0015　北海道網走郡美幌町仲町2-38]
[*2] 佐久総合病院研修医教育科，Department of Medical Education, Saku Central Hospital
[*3] 藤田保健衛生大学地域医療学，Department of Community Medicine, Fujita Health University
[*4] 京都大学医学教育・国際化推進センター，Medical Education Center, Kyoto University
[*5] 聖隷福祉事業団，Seirei Social Welfare Community
[*6] 岩手県立中央病院医療研修部，Department of Medical Education, Iwate Prefectural Central Hospital
[*7] 東京医科歯科大学臨床医学教育開発学，Department of Medical Education Research and Development, Tokyo Medical and Dental University
[*8] 東京都済生会中央病院人材育成センター，Center for Human Resource Development, Tokyo Saiseikai Central Hospital
[*9] 聖マリアンナ医科大学医学教育文化部門医学教育研究分野，Research Institute for Medical Education, St. Marianna University School of Medicine
　　受付：2018年5月23日，受理：2018年5月25日

Japanese healthcare system is drawing global attention and local demand. Enrichment of the community-based medicine program is vital for the human resource development that makes the Japanese healthcare system innovative and sustainable.

Key words: postgraduate clinical training system, community-based medicine program, primary care, collaborative practice, healthcare innovation

はじめに

本シリーズ既刊の四稿では[1-4]2004年から始まった現行の初期臨床研修制度を議論の中心に置きながら，我が国における卒前教育，専門医教育，そして生涯教育につながる医学教育の現状や課題について論じられてきた．本稿においては，その時系列から一旦離れて，いわゆる地域医療研修や地域医療現場の現状について，そして地域医療現場が臨床研修医にもとめる資質・能力や，医学教育界にもとめる課題について述べてみたい．

1．地域医療研修の開始と変遷

「医師が，医師としての人格をかん養し，将来専門とする分野にかかわらず，医学及び医療の果たすべき社会的役割を認識しつつ，一般的な診療において頻繁に関わる負傷又は疾病に適切に対応できるよう，基本的な診療能力を身に付けることのできるものでなければならない（厚生労働省々令）」との基本理念の下，2004年より現在の医師臨床研修制度が開始された[5]．一般的な診療においてもとめられる幅広い知識と経験をもとめられることにより，内科，外科，救急，麻酔科，小児科，産婦人科，精神科の各診療科のローテート研修とあわせて，1カ月以上の"地域保健・医療研修"が必修化された．省令に定められた，到達目標と各研修科や研修分野が一対一対応するわけではないが，"Ⅰ．行動目標"のうち，"(6)医療の社会性"，"Ⅱ．経験目標　C．特定の医療現場の経験"のうち"(3)地域・保健医療"が，想定された．その後，2009年の制度改正において，地域保健・医療（分野）は，地域医療（分野）となり，"Ⅱ．経験目標　C．特定の医療現場の経験"は(3)地域医療，(7)地域保健，二つの現場の経験にわけられ，結果として，"地域医療"研修に重点が置かれるようになった．また，様々な議論があったものの，麻酔科，外科，産婦人科，小児科，精神科が選択必修となる一方で，地域医療（分野）は，必修となり今日に至っている．平成30年の制度改正では，"(旧)(7)地域保健"は，"臨床研修を行う分野・診療科"の一つとして保健医療行政（選択研修）となり，国際機関，行政機関，矯正施設，産業保健等での研修が想定され，分野としては"地域医療"と明確にわけられることとなった．また，"地域医療"は，分野としてだけでなく，"C．基本的診療業務"の一つとしても位置づけられており，いわゆる臨床研修医の資質・能力の一つに位置づけられた．地域医療崩壊や医師不足問題など，さまざまな社会背景に，紆余曲折を経て，"地域医療研修"は現在に至っている[6,7]．2009年の改正においては，一部都府県において，募集定員の上限が決められ，"地域医療"に"配慮"した臨床研修制度が進められた．この事は，労働力としての研修医ではなく研修（教育）を受ける権利と義務を謳った臨床研修の理念からやや逸脱した感は否めない．

2．地域医療研修の現状と課題

現行制度が開始された直後の鈴木の論文では，地域保健・医療研修の現場として，プライマリ・ケアの診療所を現場とするのが望ましいが，指導医の資質，絶対数の不足が課題であるとのべている[8]．また，筆者らは東海，北陸6県における，研修医とプログラム責任者，受け入れ協力施設の三者を対象とした地域医療研修の調査を行った[9]．その中で，「患者が営む日常生活や居住する地域の特性に即した医療（在宅医療を含む）について理解し，実践する」，「診療所の役割（病診連携への理解を含む）について理解し，実践する」，「へき地・離島医療について理解し，実践する」の3つの目標のうち，前2者については，比較的多くの研修医が経験し，プログラム責任者も考慮した一方で，3つ目のへき地・離島医療に関しては，あまり考慮されてはいない現状を指摘した．

また，研修施設の選定やプログラム内容については，協力施設に任せてしまう（丸投げ）傾向も指摘し，臨床研修全体を統括するプログラム責任者の積極的な関わりの必要性を述べて来た．へき地を含む，地域医療現場での様々な経験を，Kolbの経験学習サイクル（図1）[10]を回すことで，ふり返り，概念化，次なる試行と，回していくしくみが重要であることはいうまでもない．吉村はへき地医療研修の意義について，(1)へき地の特性として小規模でお互いの顔の見える関係や医師患者関係の距離の近さ，暖かさがある，(2)それが研修医の視野を広げたり，医師や人間としての成長を促進する可能性があるといった点を挙げている[11]．地域医療研修を行う協力施設の所在地については，現在原則として，基幹型病院を含む二次医療圏や同一都道府県に限られている．

　しかしながら，基幹型病院，協力施設，行政，地域関係者等が緊密な連携を行うことで，地域医療研修プログラムとして承認され，魅力的な地域医療研修を提供した事例を紹介する．東海北陸厚生局，名古屋大学病院，聖隷浜松病院等では，岩手県や地域と協力して，東日本震災後の岩手県沿岸部の病院において，地域医療研修を行っている[12]．地震と津波の被害をうけた地域での医療に参加することで，多くの研修医が印象に残る体験を通して，医療資源不足地域で医師の役割や地域医療の工夫について，考えるきっかけとなっている．また，北海道大学病院と鹿児島大学病院では，研修医の相互交換による地域医療研修をおこなっており，北海道の広い地域や，逆に南の離島を研修の場として，それぞれの研修医が，普段とは地勢や気候，言葉も違う地域での地域医療研修を通して地域医療の多様性を学び，小さな地域に縛られない広い経験をしている[13]．これらの事例は，"地域医療"が県域や二次医療圏等，地図上の平面的，空間的"地域"にとどまらず，気候，歴史，文化，そして生活の多様性を包含するものであり，それらを経験して学びに変えて行く事の重要性と，それを可能にするプログラム責任者や関係者の緊密な連携の重要性を示している．崇高な臨床研修の理念の元さらに多くの研修医が，一生のキャリアに影響を与えるような地域医療研修

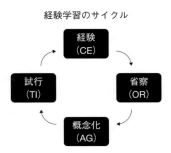

Fig 1：The experimental learning model Kolb DA, （一部改変）CE：Concrete Experience, OR：Observations and reflections AG：Formation of abstracts and generalizations TI：Testing implications of concepts in new situations

に参加できる事を期待したい．

3．地域医療現場の現状と課題

　地域医療の現場では，医師不足や偏在，団塊の世代が後期高齢者に入るいわゆる2025年問題に代表される超高齢社会や認知症患者数の増加，少子化，医療／介護の人材不足，そして，現在120万人程度の年間死亡者数が2030年には，160万人に到達する多死社会等，様々な問題に直面している．

　そしてそれらの問題の多くは，単なる医療問題ではなく社会問題であると同時に，地域毎の時間軸を持っている．既に多くの地域社会ではそのような未知の領域に突入しており，その対応は国際的にも注目されている[14]．それらの現状を見据えて厚生労働省は，2025年問題の次の10年後の日本社会のあり方を示した"保健医療2035"を示している[15]．その内容は，保健医療にとどまらず，(1)イノベーション環境，(2)情報基盤の整備と活用，(3)安定した保健医療財政，(4)次世代の保健医療人材，そして(5)世界をリードする厚生労働省等多岐に及ぶが，特に次の世代の保健医療人材については，職種による業務の見直しや拡大が言及されており，時代に則した新たな保健医療人材の育成がもとめられている．

4．地域医療現場で研修医にもとめる資質・能力

　地域医療現場においては，様々な資質・能力が必要とされることはいうまでもない．ここでは，

2018年改定の到達目標ではあまり詳しく述べていない2項目，多職種連携およびリーダーシップをとりあげてみたい．多職種連携は，多職種連携教育として，現在卒前教育でも大変注目されている分野である．Centre for the Advancement of Interprofessional Education（CAIPE）により，"お互い共に，お互いから，お互いについて学ぶ（一部省略）"と定義されており[16]，これらの資質・能力は，生涯教育や日々の実践でももとめられており，生涯学び続けるべきプロフェッショナルとして，地域医療現場でこそ最も重要な資質・能力であると考えられる．

薬剤師，看護師，理学療法士などの医療職種にかぎらず，ケアマネージャー，社会福祉士，保健師等の保健，福祉，および行政職の協力なしで，地域医療目標の多くは到達できないし，独居や認知症，老老介護といった問題を抱える地域医療現場においては，彼／彼女らの情報が適切な診断・治療に不可欠であることは言うまでもない．状況に応じた適切なコミュニケーションにより，専門領域を越えた多職種連携の実現を研修医には期待したい．

次にリーダーシップについて考える．卒前教育における多職種連携教育が，資格取得前の完全なフラットな関係であるのに対して，地域医療現場における医師については，好むと好まざるとにかかわらず，患者，家族，および医療職種や医療以外でも様々な職種から医師としてのリーダーシップがもとめられる．十分な情報のもと，患者や家族の状況に応じて，時に先頭に立ち，時に仲間の背中を押し，時に決断を行う，柔軟かつ強固なリーダーシップがもとめられている．多くの基幹型研修病院において，指導医や同僚，多職種から守られる存在である研修医にとって，自分の意思で決断し柔軟に動くという経験は，必ずしも多くはないと考えられる．地域医療研修では，小さな決断でもリーダーシップを発揮して行い，その責任を受け止めるという経験を期待したい．そしてそれを，さらに後方から安全に支える指導医の存在が重要であることは言うまでもない．

5．おわりに

初期臨床研修と医学教育（第5回）は，"地域医療"の現場の視点から臨床研修医に期待される資質・能力について，2018年制度改正に注目しながら述べてきた．しかしながら，臨床研修の理念を達成するのに，あるいは，到達目標に到達するのに，"地域医療"という分野があることに対する違和感を，どれだけの医学教育関係者が持っているであろうか．地域医療という分野をあえて本シリーズで語らなければならない事こそが，右肩あがりの経済成長や人口増加社会を経て，超高齢社会，少子化社会，そして人口減少社会にはいった日本の医療／社会問題の本質と考える．研修医に対する臨床指導活動を通じて，多くの指導医や医学教育関係者が，"地域医療"の問題の本質に気付き，学び，考え，そして行動する事により，その結果として"地域医療"という言葉すら死語となる社会が実現することを地域医療現場の片隅から祈るばかりである．

文　献

1) 高橋弘明，小西靖彦，青松棟吉・他．シリーズ：初期臨床研修と医学教育（第1回）臨床研修制度のふりかえり．医学教育 2017; **48**: 297-303.

2) 小西靖彦，高橋弘明，青松棟吉・他．シリーズ：初期臨床研修と医学教育（第2回）卒前医学教育の現状と初期臨床研修へのつながり．医学教育 2017; **48**: 387-394.

3) 中川　晋，高橋弘明，小西靖彦・他．シリーズ：初期臨床研修と医学教育（第3回）我が国の専門医制度と初期臨床研修．医学教育 2018; **49**: 47-54.

4) 清水貴子，石原　慎，青松棟吉・他．シリーズ：初期臨床研修と医学教育（第4回）卒後臨床研修制度の見直しにみる医師の生涯教育．医学教育 2018; **49**: 135-142.

5) 厚生労働省 HP http://www.mhlw.go.jp/topics/bukyoku/isei/rinsyo/keii/（2018.5.17. アクセス）

6) 野村恭子．我が国の医師不足問題：医師臨床研修制度と医師の人的医療資源の活用．日衛誌 2011; **66**(1): 22-8.

7) 堀籠崇．実地修練（インターン）制度に関する研究―新臨床研修制度に与える示唆―．医療と社会 2010; **20**(3): 239-44.

8) 鈴木荘一. 新卒後臨床研修における地域保健・医療. 医学教育 2005; **36**: 71-74.

9) 安井浩樹, 安田あゆ子, 青松棟吉・他. 東海北陸6県における「地域医療研修」実態調査. 医学教育 2011; **42**: 357-365.

10) Kolb, DA. Towards an applied theory of experiential learning. Theory s of Group Processes, 33-58, 1975.

11) 吉村学. へき地こそ最高の医学教育の場 医療の原点にふれられる地域医療研修の学び方. レジデントノート 2010; **11**(11): 1597-603.

12) 藤田寛奈／宮﨑頌子・他. 震災を振り返り, これからを考える. 被災地域での地域医療研修〜私たちが岩手で見てきたこと〜レジデントノート 2012; **14**(3): 580-583.

13) "変革見据えた取り組み, 医育大ならでは特色抱負". 北海道医療新聞 2018年3月2日／第2215号

14) R Horton. Offline: Japan: a millor for our future. *Lancet* 2010; **376**: 858.

15) http://www.mhlw.go.jp/seisakunitsuite/bunya/hokabunya/shakaihoshou/hokeniryou2035/ (2018.5.17 アクセス)

16) https://www.caipe.org/about-us (2018.5.17 アクセス)

人工知能時代の医療と医学教育

編著者　高橋優三
岐阜大学名誉教授　兵庫医科大学客員教授

人工知能の導入によって激変しつつある医療の将来を予測し、今後どのような医学教育が望ましいのかを考えるために最適な一冊

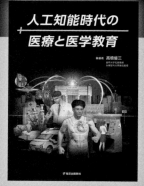

‖ 目　次 ‖
- 序章　これから起こる変化
- I章　変化する医療情報
- II章　変化する医療体制
- III章　新しい時代に注目される能力
- IV章　医師を育てる医学教育
- V章　終章

定価 **本体2,800円+税**
2016年9月発行

B5判・219頁
ISBN 978-4-88412-392-5

篠原出版新社　〒113-0034 東京都文京区湯島2-4-9 MDビル3F　TEL:03-3816-8356(営業)　FAX:03-3816-5314
E-mail info@shinoharashinsha.co.jp　http://www.shinoharashinsha.co.jp

短　報

研修医の学会発表に対する意識調査
—内発的動機づけの重要性—

須郷　広之*　関根　悠貴*　市川　亮介*
宮野　省三*　渡野邉郁雄*　町田　理夫*
北畠　俊顕*　李　　慶文*　児島　邦明*

要旨:
目的:研修医の「学会発表」に対する意識や捉え方を調査・評価する.
方法:学会発表を経験した研修医22名にアンケート調査を実施した.
結果:回答率は68%(15名)で,87%(13名)が初めての学会発表であった.93%(14名)が学会発表経験を「いい経験」とポジティブに捉え,80%(12名)が「また発表したい」と回答した.一方で学会発表の応否について研修医による自己決定を要望する意見もみられた.
考察:研修医にとって学会発表は有意義な経験であった.今回の調査から今後の指導では「なぜ発表は必要なのか?」「なにが得られるのか?」といった事前説明による内発的動機づけと自己決定の機会が重要と思われた.
キーワード:卒業教育,学会発表,内発的動機づけ

Survey on Medical Residents' Attitudes Toward Conference Presentations

Hiroyuki SUGO*　Yuki SEKINE*　Ryosuke ICHIKAWA*
Shozo MIYANO*　Ikuo WATANOBE*　Michio MACHIDA*
Toshiaki KITABATAKE*　Yoshifumi LEE*　Kuniaki KOJIMA*

Abstract:

Introduction: Conference presentations are a very instructive experience for doctors.
Aim: The aim of this study was to evaluate residents' attitude toward conference presentations.
Methods: A questionnaire-based survey was conducted on 22 residents at our hospital, regarding their experience with giving a conference presentation.
Results: Of the 22 residents, 15 (68%) completed the questionnaires. 13 (87%) of them had experienced giving a presentation for the first time. Overall, 14 (93%) of the 15 residents thought the experience of giving a conference presentation was very instructive. 12 residents (80%) wanted to experience it again. On the other hand, a few residents requested that giving a presentation be made voluntary and not mandatory.
Conclusion: The results of our study demonstrates that giving conference presentations would be a very valuable experience for young doctors. The experience of giving a presentation coupled with prior explanations about its instructive value could positively impact intrinsic motivation.
Key words: postgraduate education, conference presentations, intrinsic motivation

---

* 順天堂大学医学部附属練馬病院総合外科, Department of General Surgery, Juntendo University Nerima Hospital
　受付:2017年12月11日,受理:2018年6月7日

はじめに

　医師にとって，学会発表や論文執筆などの学術活動は，自己研鑽の場であると同時にキャリア形成のステップであり，医療に関する新しい知識や成果を分かち合う絶好の機会である．また若手医師にとって「学会発表の経験」は，医療知識を深めるだけでなく，物事を論理的に考え整理・考察し発信することで，実臨床にフィードバックしうる思考過程のトレーニングになるもの考えられる．

　こうした学術活動が医師にとって，あるいは医学の進歩にとって必要不可欠であることは論を俟たない．しかしながら初期臨床研修に限れば，研修病院独自の規定がない限り，学会参加や学会発表は臨床研修の必修事項ではない．また初めての「学会発表」は多くの場合，指導医の指示による受動的な経験で，研修医にとっては"必修"ではなく"余分な業務"の感が強いものと思われる．

目的：研修医の「学会発表」に対する意識や捉え方を調査・評価する．
対象：2016年度，順天堂大学医学部附属練馬病院総合外科を「選択科」として希望・研修した初期臨床研修医は25名である．このうちを「学会発表」を希望しなかった研修医（1名）と，すでに他科の指導による学会発表の準備中である研修医（2名）を除いた22名（女性12名，男性10名）が当科の指導による学会発表をそれぞれ1回経験した．
指導方法：多くの研修医が初めての学会発表のため，発表の内容は原則として「少数の症例報告」とし，発表学会は主に外科集談会，あるいは日本消化器病学会関東支部会とした．指導方法は，研修医1名に対し，それぞれ1名の指導医が担当となり，スライド作成や想定問答，実際の発表の帯同まで一貫した指導をした．
調査方法：対象22名の研修医に対し無記名によるアンケート調査を実施した（**図1**）．アンケート調査実施時期は当科研修後の年度末に一斉に実施し，すでに学会発表経験のある場合には，当科で指導した学会発表に限定した．調査時点の研修医の内訳は初期研修1年目16名，2年目6名で

あった．尚，今回のアンケート調査は，順天堂大学医学部附属練馬病院倫理委員会の承認（承認No17-48）を得て実施した．

結　果

1. 発表実績

　22名の研修医の発表学会の内訳は，日本外科系連合学会1名，外科集談会13名，日本消化器病学会関東支部会8名である．このうち発表実績として2名の研修医が日本消化器病学会関東支部会の研修医セッションで優秀演題賞を受賞した．

2. アンケート結果（図2）

　対象22名中15名（女性9名，男性6名）から回答を得た（回答率68％）．

Q1-5. 発表時の背景について

　87％（13名）の研修医は初めての学会発表であり，発表時の身分は初期研修1年目（R1）9名（60％），2年目（R2）6名（33％）であった．発表形式は示説発表1名（7％），一般口演14名（93％）で，準備期間は1-2か月が80％（12名）と最も多く，1か月未満の研修医は7％（1名）であった．準備期間については全体の93％（14名）が「十分だった」と回答している．

Q6. 指導医の評価

　研修医による指導医の評価平均点は97.7点（range 90-100点）であった．

Q7. プレゼンテーションの自己評価

　研修医による発表プレゼンテーションの自己評価平均点は73.3点（range 60-95点）であった．

Q8. 質疑応答の自己評価

　研修医による質疑応答の自己評価平均点は73.6点（range 60-90点）であった．

Q9-12. 発表を終えて

　「いい経験だった」93％（14名），「プレゼンのトレーニングになった」80％（12名）をはじめ，学会発表経験をポジティブに捉えた意見がほとんどであった．後輩へのアドバイス（自由筆記）としては「最初はめんどうだが，経験できるのは貴重」，「研修中に経験すべき」，「見やすい，伝わりやすいスライドを作る」などがあり，最終的に80％（12名）の研修医が「また発表したい」，「経験すべき」と回答した．

研修医の学会発表に関するアンケート調査

研修医先生方の意識調査アンケートです。ご協力お願いします。　締切　＿月＿日
学会発表を経験した初期研修医の先生にお聞きします。あてはまる答えに〇を付けてください。

1. 学会発表の経験はありますか？
　　　　　1）今回が初めて　　　　　2）2回　　　　　　3）3回以上
2. 発表したのは？
　　　　　1）初期研修1年目　　　　2）初期研修2年目　　　3）両方
3. 学会発表のスタイルは？
　　　　　1）口演　　　　　　　　　2）ポスター　　　　　3）その他
4. 学会発表までの準備期間は？
　　　　　1）1か月未満　　　　　　2）1-2か月　　　　　3）3か月以上
5. 準備期間は十分でしたか？
　　　　　1）十分だった　　　　　　2）足りなかった　　　3）どちらでもない
6. 指導医の先生の指導はどうでしたか？　採点して下さい（100点満点）
　　　　　＿＿＿＿＿点　　　コメント：＿＿＿＿＿＿＿＿＿＿＿＿＿＿＿＿＿
7. 発表（プレゼンテーション）の自己評価をしてください（100点満点）
　　　　　＿＿＿＿＿点　　　コメント：＿＿＿＿＿＿＿＿＿＿＿＿＿＿＿＿＿
8. 質疑応答の自己評価をしてください（100点満点）
　　　　　＿＿＿＿＿点　　　コメント：＿＿＿＿＿＿＿＿＿＿＿＿＿＿＿＿＿
9. 学会発表で感じたことはありますか？
　　　　　1）いい経験だった　　　　2）つらい経験だった　　　3）無駄だった
　　　　　4）疾患の勉強になった　　5）考えをまとめる練習になった
　　　　　6）プレゼンテーションの練習になった　　7）他施設の研修医と比較できた
　　　　　8）初期研修医には早すぎだ　　　　9）次回はもっとうまくできそう
　　　　　コメント：＿＿＿＿＿＿＿＿＿＿＿＿＿＿＿＿＿＿＿＿＿＿＿＿＿
10. 機会があればまた発表したいですか？
　　　　　1）したい　　　　　2）したくない　　　3）どちらでもない
11. 発表未経験者、後輩にアドバイスがあれば教えてください
　　　　　コメント：＿＿＿＿＿＿＿＿＿＿＿＿＿＿＿＿＿＿＿＿＿＿＿＿＿
12. 学会発表について
　　　　　1）医師であれば経験すべき　　2）必ずしも必要ではない　　3）どちらでも自由
13. 学会発表を経験して思ったこと、感じたこと、要望などあれば教えてください。

```
[                                                    ]
[                                                    ]
[                                                    ]
```

　　　　　　　　　　　　　　　　　　　ご協力ありがとうございました。

図1　アンケート調査用紙

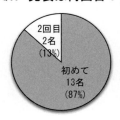
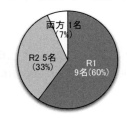
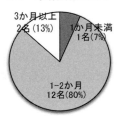
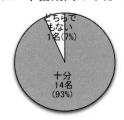

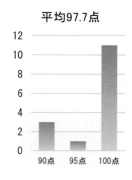
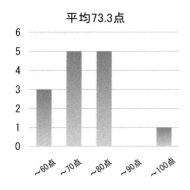
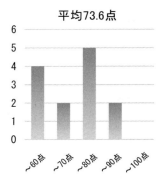

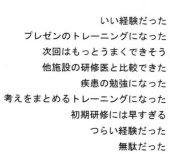
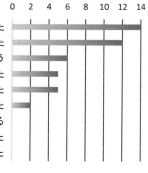
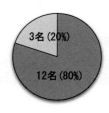
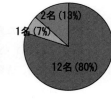

Q13. 意見・感想は？
・いい経験だったが、実際に発表を嫌がっている研修医もいた。決定は研修医に委ねるのが良いのでは・・・
・なかなか研修医自ら先生にお願いして発表の機会を作るのはハードルが高いと思うので・・・・
・学年を経るごとに習うのは難しくなるので、研修医でできたのはいい経験

図2　アンケート調査結果

Q13. 意見と感想（自由筆記）

・いい経験だが，実際に発表を嫌がっている研修医もいた．決定は研修医に委ねるのが良いのでは・・・
・なかなか研修医自ら，先生にお願いして発表の機会を作るのはハードルが高い
・学年を経るごとに習うのは難しくなるので，研修医でできたのはいい経験

考 察

　筆者も含め医師の多くは，自身のキャリア・経験から学術活動がいかに重要であるかを「当たり前」のように承知している．このため若手医師に対しては「発表して当たり前」の前提で発表課題を与えてきた背景があり，学会発表経験について「研修医がどう受け止めているのか？」を考え及んだことがない．若手医師にとって，学術活動の入り口ともいえる「初めての学会発表」であるが，その重要性とは反対に，「学会発表」に対する研修医の意識調査に関する報告はほとんどない．一方，今回の調査は，当科を「選択科」として希望・研修した一部の研修医を対象としているが，調査した時点で多くの研修医は，将来の志望科が決まっていない，あるいは表明していない状況であり，「当科での学会発表経験」に対する研修医個々のモチベーションについては推測できない．またアンケートでは，「当科で指導した学会発表に限定した回答」としたが，対象研修医の中にはすでに他科で学会発表を経験している研修医も含まれており，こうした過去の経験が回答のバイアスになる可能性も考えられ，こうした点が個人の印象に依存するアンケート調査方法の問題点と思われる．可能であれば研修医の志望科も考慮しつつ病院規模で研修医全体を対象とした調査が理想であるが，実際には研修プログラムや研修診療科の Activity など，背景の統一は困難な点が多い．

　今回の調査では，研修医の多くがはじめての学会発表を「いい経験である」とポジティブに捉えていた．この要因としては，十分な準備期間，熱心な指導体制などがアンケート結果から伺える．一方で，プレゼンテーションや質疑応答に対する

研修医による自己評価や自己満足度はさまざまであり，自分の発表経験の反芻と自己反省が見られる点が興味深い．こうした反省や，あるいは達成感が「また発表したい」とする回答に反映されているものと思われる．

　一方，自由意見のなかに「いい経験だが，実際に発表を嫌がっている研修医もいた．学会発表をする，しないの希望を研修医に委ねては？」とする意見や，反対に「研修医自ら，先生にお願いして発表の機会を作るのはハードルが高い」とする意見など，いわゆる"研修医の自己決定機会"に関する意見がみられた．今回，事前に研修医に学会発表希望の意思確認をしているものの，その方法は口頭による直接的なものであり，潜在する心理的圧力など，ほんとうの意味で自己決定権が担保されていない可能性も考えられた．教育心理学では行動を始発させ目標に向かって維持・調整する過程・機能として「動機づけ」が重要と報告されている[1]．「動機づけ」には義務・強制・報酬に基づく「外発的動機づけ」と，自身のやる気・達成感・喜びに基づく「内発的動機づけ」とに分けられる[1]．学会発表における「外発的動機づけ」として，従来の「上司による指示」のほか，最近では専門医資格申請の際の必要条件などが挙げられる．「外発的動機づけ」は，「内発的動機づけ」にくらべ，強い関心や好奇心がない領域でも効果的で，実施方法がシンプルでわかりやすいとする利点が報告されている反面，「外発的動機づけ」は他律的あるいは依存的傾向を助長する点，引き起こされる行動が手段的行動になりがちな点など，内在する問題も指摘されている．小池らも，指導・教育においては「外発的動機づけ」よりも「内発的動機づけ」と「自己決定の機会」が重要であると報告している[2]．すなわち，「外発的動機づけ」ではなく，学会発表の意味や，それによる達成感や満足度，自己研鑽を説明したうえで，自己決定による内発的動機づけに基づく経験が理想と考えられる．

　現在，当科では新しい試みとして初期研修医のラウンド初日に，学会発表の希望に関してアンケートを行い「発表する，しない」の参考にしている．また今後は，このアンケートに加え「なぜ

学会発表が必要なのか?」「学会発表によって何を得られるのか?」の説明機会を設ける予定である.

文　献

1) 岡市廣成, 鈴木直人・編:心理学概論. ナカニシヤ出版, 京都, 2006.
2) 小池伸一. 動機づけ理論と学生指導への応用—自己決定理論の援用—. 佛教大学保健医療技術額部論集 2012; 6: 65-78.

実践報告─新たな試み─

災害直後の「支援」と「受援」を考える
アクティブ・ラーニング

武田　多一[*1]　永石　妙美[*2]　大野　直子[*3]　武田　裕子[*4]

要旨：
　大規模自然災害に遭遇したという事例をもとに，アクティブ・ラーニングを実施した．遠隔地の大学合宿所における被災という身近な設定で，さまざまな立場の参加者が，それまでの経験や知識を共有し，理解を構築するというシナリオを用いた．災害対応を支援する側だけでなく，支援を受ける受援の側の立場での討議も行った．
キーワード：災害医療，受援，アクティブ・ラーニング，シミュレーション

Simulation of Disaster Relief:
Active Learning on Roles of Rescuers and Sufferers

Taichi Takeda[*1]　Taemi Nagaishi[*2]　Naoko Ono[*3]　Yuko Takeda[*4]

Abstract:
　We have conducted an active learning session for participants in various fields using a scenario in which university students encountered a great earthquake during a field trip. The program was unique because it not only gave participants an opportunity to simulate providing support, it also allowed them to simulate receiving support.
Key words: disaster medicine, disaster relief, active learning, simulation

背　景

　近年，大規模自然災害の発生に伴う人的被害の増加に伴い，災害医療における人材育成の重要性が指摘されている．わが国で普及しつつある災害医療教育に関するプログラムには，英国 MIMMS（Major Incident Medical Management and Support）[1] や日本 DMAT（Disaster Medical Assistance Team）[2] 研修等が知られている．これらは，災害医療従事者を対象にしたもので，既存の活動指針やマニュアルの修得を主な目的にしたものである．しかし，災害対応は，さまざまな立場の学修者に必要なものであり，また，災害に遭遇

した場合，マニュアル通りの行動のみでは対応しきれないことも多い．時々刻々変化する状況を把握し，問題を分析し，対応を柔軟に変化させていく必要がある．さらに，災害対応を支援する支援側についてはマニュアルが整備されているのに対し，被災して支援を受ける受援側の対応を取り上げた教育プログラムは非常に限られている．

　本実践は，大規模自然災害の際に，被災地の外からはどのように情報を集めて支援すべきか，分析や意思決定の方法を学びたいという医療系学生団体の相談を受けて行われた．

　支援だけでなく，被災した側はどのように支援を求め受け入れるのかも大事な視点であることか

[*1] 三重大学医学部附属病院災害医療センター，三重大学地域圏防災減災研究センター災害医療部門，Center for Disaster Medicine Mie University Hospital, Disaster Mitigation Research Center, Mie University

[*2] 横浜市立大学医学部医学科 4 年，Yokohama City University School of Medicine

[*3] 順天堂大学国際教養学部，Juntendo University Faculty of International Liberal Arts

[*4] 順天堂大学医学部医学教育研究室，Juntendo University Faculty of Medicine

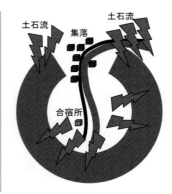

被災地の想定：
被災地モデル地区の地図を提示

市域の人口約30万人
山に囲まれた谷間の集落の上流に
大学研修所があり学生たちが合宿中
市役所がある街まで車で約1時間

2016年2月20日に直下型地震が発
生。土石流が多発し、合宿所を含む
集落が孤立

しかし、道路もライフラインも
寸断され、取り残されてしまった

支援側の想定提示の例：
（都会で被害のない大学側）
① 地震発生の一報が入る
● 合宿所の孤立をどのように気づくか
② 追加の想定：
　学生の家族から、合宿所の学生
　たちに連絡がつかないと電話あり
③ 追加の想定：土砂流が集落を遅い
　道路は寸断
④ 追加の想定：
　消防や警察に電話がつながりにくい
　震源地近くでインターネット寸断
● 被災状況を把握し対応方針を決め
　るにはどうすればよいか？
⑤ 追加の想定：
・現地の気象情報と先の地震情報
・現地が震源地でM7の断層型地震
・市の対策本部が設置されるも、
　集落とは連絡とれず
・市内でも建物倒壊・列車事故等
　の被害多数確認
　（現地連絡室設置などに続く）

受援側の想定提示の例：
（合宿所で孤立した学生側）
① 大きな揺れが起こった
　停電で情報が全く入らず、
　地震の大きさも分からない
　停電の復旧見込みも不明
● この状況でどう行動するか？
② 追加の想定：
・合宿所の建物は倒壊を免れたが、
　柱は傾き壁に亀裂が入っている
・建物の裏山が崩れそう
・停電になり、テレビは映らない、
　携帯電話が繋がらない
● この状況でどう対応するか？
③ 追加の想定：集落の人と出会う
● どう行動するか・活動方針は？
④ 追加の想定：避難所設営が必要・
　ライフライン・地域住民も避難
● 避難所で誰が何をどうするのか？
　（避難所運営などに続く）

支援側と受援側の共通の課題：
（追加の想定）暫くしてから通信が回復したが、不安定で悠長に何時間も話し続けるこ
とができない状況である。誰が誰に対して何をどのように伝えるべきか？

図　シミュレーションのシナリオと討論課題概要

ら，リスク評価や情報伝達など災害対応の原則を支援側と受援側の両方の立場で学べる机上の災害対応教育シナリオを開発し，提案した．それを用いて，医療系学生や一般市民を対象に，状況に応じて柔軟に対応することの必要性を認識する課題解決型のワークショップを開催した．

新たな試み

参加者は，災害医療や人道支援に関心がある学生と社会人で，自主勉強会を開催している医療系学生団体WiNGの公募で集まった25名（医学科学生7名，看護学科学生5名，その他の領域の学生4名，社会人9名）であった．さまざまな立場の視点で考えるという企画意図により，医療系に限らず，福祉，法律，工学など幅広い領域の学生の参加を募って実施された．参加者を支援側と受援側の二つに分け，それぞれをさらに2グループに分けて，シナリオに沿って約3時間のグループワークを行った．災害医療専門家1名がファシリテータを務めた．

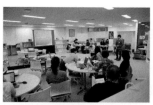

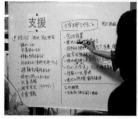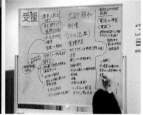

写真 ワークショップ支援側と受援側で分かれて討議

表　災害初期対応の原則

C（command and control）指揮命令系統を確立する
互いの存在を確認し合う．
災害対策本部設置して災害対応することを検討する．
S（safety）安全確保
自身の安全を確保した上で，周囲の人と助け合う．
C（communication）連絡し，情報を集める
A（assessment）状況判断
その場で出来ることを考える．
災害対応の原則について，どう対応すべき状況なのかを判断する．
TTT（triage, treatment, transfer）患者さんへの対応
トリアージ，応急処置，避難誘導

シナリオと討論課題を図に示す．山間の研修所で合宿していた都会の学生が地震災害に遭遇し，孤立した近くの集落の高齢住民たちと協力し合って生存環境を確保していくという設定である．まず，教室の両端にテーブルを置き，支援側と受援側のグループが離れてテーブルに着席するようにして，シナリオを別々に提示した．各グループで，状況把握と対応方針を議論した（**写真**）．その後で，支援側は何を想定してどのような支援計画を立てるべきか，受援側はどのような支援を求め受援の準備をするのか，互いに相手側の状況を想像しながら議論した．支援側と受援側に分かれたままで，各段階の行動や対応についてグループごとに計画を立案し，それに対して，ファシリテータがコメントした．その際，英国災害医療対応教育コース（MIMMS）で災害対応の基本として示される，"CSCATTT" アプローチを紹介した（**表**）．CSCATTT は非常事態対応のステップの頭文字からなり，対応に窮した際に手順を思い出しやすいように考えられている．

暫くしてから通信が回復したという設定で，互いに何をどのように限られた時間内に相手に伝えてコミュニケーションを図るかをグループ内で議論した．その後，支援側と受援側とがそれぞれの考えを全体で初めて発表し，その違いを認識した．乏しい通信手段で，いかに支援計画と受援準備を擦り合わせなければならないか，その難しさも含め意見交換を行った．

「試み」の理論に関する考察

本実践は，事例に基づいてグループ・ディスカッションを行い，参加者が能動的に参加することで問題解決を試みるアクティブ・ラーニングとなっている．学生から社会人まで，多様な背景を持つ参加者が，各自のそれまでの体験や知識を討議のなかで共有し，さらなる理解を構築していくプロセスは，構成主義（constructivism）にのっとった学修ともいえる．

Oliver and Harrington は，構成主義において，知識や学修成果が用いられる文脈の中で，断片的な課題ではなく現実に起こりうるような複雑な課題にじっくりと取り組むことを，学修の重要な要素としてあげている[3]．今回は，いつでも起こりうる地震という自然災害に大学生が遭遇し，困難な状況に置かれるという設定を用意した．「受援」はこれまで意識されることがほとんどなかった領域でありながら，いつでも被災者になりうるという認識を参加者が有していたことが，学修意欲を高めた可能性がある．さらに，社会人参加者と意見交換しながら問題解決にあたるプロセスは，学生参加者にはより現実に近い設定と感じられる議論となった．構成主義においても，共同作業を通して異なる視点に触れること，複数の視点からの情報提供が学修を深めるといわれている．

グループワークの課題ごとに，グループの立てた計画に対して，ファシリテータが災害医療専門家としてコメントし，留意点や異なる対応を例示した．学修者が自ら知識を構成するという構成主義の考え方は，教育者側からの直接的な教示を否定するものではない．今回のワークショップで

も，熟達者の考え方や行動のモデリングが学修支援につながり，表に示すような枠組みの提示が，学修プロセスを外側から促進する働きかけとなったと考える．

「試み」の振り返り

グループワークでは，それぞれの参加者が災害支援の経験，田舎暮らしでの豆知識，大学に求められる学生や父兄対応の実際など，各自の実体験を共有しながら，設定されたシナリオに基づき災害対応で生じる諸課題の対応策を討議した．学生が遠隔地の合宿所で被災し，大学が支援するというシナリオを用いることで，学生にとってより現実味のある文脈で参加型の学修を促した．孤立集落への支援は，災害支援に関心を持つ社会人にも興味ある課題であり，議論への積極的な参加が得られた．

ワークショップ終了後の参加者の感想として，災害時の行動を把握できた，受援側で災害を考えたのが新鮮だった，多様な参加者の意見が聞けた，事前の知識を必要とせず自由に考えることができたといったコメントが得られた．3時間という限られた時間のワークショップでありながら，肯定的な感想を参加者から得られたのは，このテーマに関心があった意欲の高い学修者が参加していたこと，また，学修者のニーズに沿ってシナリオが用意されたという背景があるであろう．それに加えて，支援側と受援側のグループが，同じ時間経過の中で相手側の状況がわからないままに計画立案することの困難さを，臨場感をもって体験できたという点があげられる．グループワークの終盤で，支援側・受援側双方が連絡を取り合う段階になり，それまでの大きなすれ違いを互いに初めて認識するという進め方は，強い印象を参加者に与え，現実の困難さの一端に触れる学びとなった．この課題による第一回ワークショップの2か月後に熊本地震が発生し，状況の類似性に参加者は驚きをもって研修での学びを振り返ることとなった．

学修者が当事者意識をもって取り組む事例検討は，アクティブ・ラーニングとしての学びがより実践につながり防災・減災教育に適していると感じられた．参加者の多様性が学修を深めたことから，本実践は多職種間教育にも有用ではないかと推察する．今回の実践では，進行を担当した災害医療専門家の体験に裏打ちされたコメントや議論が，学修者の学びの深まりに繋がった部分もあり，ファシリテータの力量が学修効果に影響する可能性は否定できない．一方，災害医療専門家の養成は急速に進められており，防災・減災教育・研修会は医療関係者を対象に各地で行われている．本課題に関するより詳細な教育マニュアルや教材を用意し，学修者評価およびプログラム評価を取り入れることで，汎用性のあるより効果的な教育プログラムに発展させたい．

気候変動に伴う洪水や山間地の土砂崩れなど，大地震以外にも大規模な自然災害の頻度は増している．防災・減災のための実践的な教育は社会的にも求められている．今後，さらなる教材開発，プログラムの構築に取り組みたい．

今回の実践のポイント

● 災害対応に関する教育において，支援だけでなく受援の立場でのトレーニングが学びを深めた．
● 構成主義の理論からも，現実的なシナリオを用いること，多様な背景を有する学習者が参加すること，知識や経験を共有しつつ問題解決にあたるワークショップ方式にすることが，アクティブ・ラーニングを促したと感じられた．

付記 この概要は，第48回日本医学教育学会大会（大阪府高槻市，大阪医科大学，2016年7月29-30日）で発表した．

文　献

1) Advanced Life Support Group. Major Incident Medical Management and Support: the practical approach at the scene, 3rd ed. 2011, BMJ Books. Wiley & Sons, Inc. NJ
2) 日本集団災害医学会．DMAT 標準テキスト改訂第2版．2015．へるす出版　東京
3) Oliver, R. & Harrington, J. Using situated learning as a design strategy for web-based learning. In B. Abbey（Ed.），Instructional and cognitive impacts of web-based education. Idea Group Publishing, 178-191.

ESSENTIALS
エッセンシャル 臨床シミュレーション医療教育

原 著　ESSENTIAL SIMULATION IN CLINICAL EDUCATION
編 者　Kirsty Forrest, Judy McKimm, Simon Edgar
監訳者　奈良信雄　日本シミュレーション医療教育学会前理事長
　　　　　　　　（順天堂大学特任教授、東京医科歯科大学名誉教授）
　　　　石川和信　国際医療福祉大学医学部教授
　　　　　　　　（医学教育統括センター・シミュレーションセンター）
　　　　　　　　日本シミュレーション医療教育学会副理事長

本書を用いた シミュレーション教育によって、臨床医療教育が より発展する。

本書の特徴は、シミュレーション教育のすべてに触れている点にある。
序文、概要、歴史、エビデンス、教育法と評価、指導者、患者役、技能、場所、用い方（実際の使用法というよりも具体的に説明）、実践例の紹介、将来展望、これらをすべて記載している。

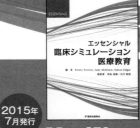

2015年 7月発行
B5判　370ページ
定価：本体 3,800円＋税
ISBN：978-4-88412-382-6

篠原出版新社　〒113-0034　東京都文京区湯島2-4-9 MDビル3F　TEL:03-3816-8356(営業)　FAX:03-3816-5314
E-mail info@shinoharashinsha.co.jp　http://www.shinoharashinsha.co.jp

アウトカム基盤型教育の理論と実践

田邊政裕　編著

教育目標達成のために講じる手段を詳細にデザインし，その具体的成果を明らかにする「アウトカム基盤型教育」の実践書

Ⅰ．アウトカム基盤型教育について
　第1章　アウトカム基盤型教育の歴史，概念，理論
　第2章　コンピテンス，コンピテンシーの歴史，概念，理論

Ⅱ．アウトカム基盤型教育の導入と実践
　第1章　アウトカム基盤型教育におけるカリキュラムの構築と改善
　　　　―千葉大学医学部の取り組みから―
　第2章　評価法
　第3章　鹿児島大学での実践
　第4章　専門職連携教育（Interprofessional Education, IPE）とアウトカム基盤型教育（Outcome-based Education, OBE）

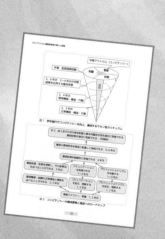
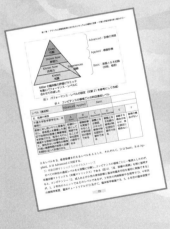
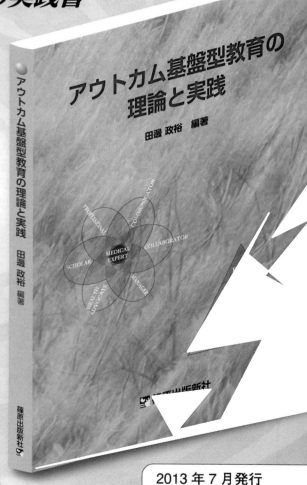

2013年7月発行
定価 2,800円＋税
B5版 152頁
ISBN978-4-88412-370-3

＊ご注文を承り次第郵送いたします（送料は1冊につき340円別途申し受けます）．
＊商品送付時に納品書，請求書，郵便振込票を同封いたしますので，お支払い手続きをお願いします．

株式会社　篠原出版新社

〒113-0034 東京都文京区湯島 2-4-9 MDビル　TEL 03-3816-8356（営業）　FAX 03-3816-5314
E-mail info@shinoharashinsha.co.jp　http://www.shinoharashinsha.co.jp

招待論文

懸田賞受賞者によるリレー・エッセイ：平成 18 年度（第 11 号）時代は変わる―地域で苦闘した 12 年間

松村　真司*

はじめに

　懸田賞を頂いたのは相当昔の事．今回，編集部からこのエッセイのお話しを頂いたときにはそんな気持ちでいたが，資料によると私が受賞したのは平成 18 年度なので 12 年前，ちょうど干支一回りである．ただ自分としてはこの 12 年間，特にその後半の 6 年間は苦しみもがきながら地域の活動を続けた日々であったので，実際以上に月日の流れを長く感じているようにも思う．受賞当時のことを思い返してみると，開業医として多忙な日々の中，当初参加しない方向で考えていた学術大会だったが，せっかく賞を頂いたのでなんとか時間を捻出してトンボ返りで参加したことを覚えている．そんなわけで，受賞式の記憶はほとんどないのだが，帰ろうとしたところに丁度到着された日野原重明先生とばったり会って，「大変だろうが，これからも頑張って」と励ましていただいたことだけをかすかに覚えている．

　編集部からの依頼によるとこのリレー・エッセイは「懸田賞を受賞した論文について，受賞後の自身の研究，教育実践についてなど，自由にご執筆する」との趣旨で行われているとのことであった．自分としては，医学教育研究においても，教育実践の分野においてもその後はあまり貢献をしていないので，いったんお断りしようと思ったのだが，バトンを渡していただいた旧知の高屋敷明由美先生からのご推薦なので，思い切って引き受けることにした．地域の診療を志していたかつて

の自分が，どのような経緯で医学教育に関わるようになり，その後どのような足跡を歩んできたのかを省みることで，今後の若手の教育研究・実践者，特に大学・医育機関に所属せず地域で活動を続ける医師にとって，少しでも何らかのメッセージが伝われば幸いである．

医学教育に関わるようになった経緯

　私は都内の小さな町医者の長男として生まれた．医師である父と，看護師である母の二人だけで地域の人々の困りごとを請け負うどこにでもある町の開業医．おそらく少し時代が前なら，医学教育に関わることもなく，そのささやかな生涯をその診療所で終えていたのだろうが，当時いち早くプライマリ・ケアの重要性を看破した父は（というかそれ以外には何もすることがなかったというのが正しかったのかもしれない），実地医家のための会や当時の日本プライマリ・ケア学会を通じて積極的に教育活動に関わっていた．医学教育はそのほとんどが大学において行われ，地域におけるプライマリ・ケア教育など一顧だにされていなかった時代である．父は，始まったばかりの家庭医実習を受け入れ，その経験を発表するなど当時としては先駆的な活動を行っていた[1,2]．その頃まだ医学生だった私は，それらの活動を通じて，プライマリ・ケアや家庭医療，総合診療といった新たな医療のうねりを直接感じる機会を身近に得ることができていた．そんな経緯で，いずれその小さな診療所を継承するつもりで医学の道

---

*　松村医院，Matsumura Family Clinic

を志した私は，自然に自分もプライマリ・ケアの道へと進んでいった．

　卒後は当時のほとんどの学生がたどっていた出身大学の医局への入局はせず，東京慈恵会医科大学において総合診療方式で初期研修を行った．初期研修が終わると，大学をとび出し創成期にあった国立東京第二病院総合診療科のレジデントとなり，外来研修を中心とした総合診療の研修を継続した．総合診療に対する理解が乏しい中，周囲からは「将来困るからそんな研修はやめたほうが良い」というような意見を数限りなくいただいた．しかし元来あまのじゃくな性格と，愛聴していたルー・リードの「Walk on the wild side」に背中を押され，当初あまり深く考えていなかった自分は逆にまっすぐに目標に向かって進むことになった．

　研修終了後は，当時東京大学におられた黒川清先生と福原俊一先生に声をかけていただき，東京大学大学院医学系研究科博士課程に進学した．両先生は，わが国の医学教育，とりわけ臨床教育に刺激を与えようと様々な試みを東京大学において行っていた．その中の一つに，ハーバード大学と東大の学生の交流プログラムがあった[3]．そのプログラムのハーバード側の引率教官が，同校のプライマリ・ケア内科の教授であったトーマス・イヌイ先生であった．博士課程修了後は，地域での診療にもどろうと思っていた私を医学教育の道へといざなったきっかけは，このイヌイ先生との出会いにある．

　時は流れて私が大学院を修了した年に，東京大学医学教育国際協力研究センター（以下，センター）が設立されたのだが，それにあたって同センターでは外国人招聘教授を置き様々な見地から協力して医学教育の仕事を行う，という試みが行われることになった．そして，そのセンターの初代の教授として着任したのが，イヌイ先生であった．イヌイ先生の素晴らしい人柄と卓越した臨床・教育・研究力に魅了されていた私は，先生から直接指導を受けられるということもあり，同センターにおいて医学教育の仕事を始めることになったのである．

　東大の同センターが2000年4月に発足する

と，加我公孝センター長，福原俊一教授，そしてイヌイ教授という布陣による東京大学の医学教育を変革する試みが始まった．当時の桐野高明医学部長，高本眞一医学部教務委員長をはじめとした熱意のある先生方の支援を受けながら，右も左もわからない私は改革に向けた様々な活動に関わることになった．これらの改革には，医学部の教育理念の策定，ファカルティ・デベロップメントの開催，OSCE や臨床入門などの臨床教育内容の改革，基礎・臨床統合授業やチュートリアル教育の導入，学生による授業評価など多岐にわたっていた．もちろん歴史と伝統のある東京大学における事業である．日々，様々な障壁に出会い，その都度手探りで解決策を模索する毎日であった．

　しかし，そのような活動が軌道に乗り始めたころ，父の体調は自院での診療が不能になるまで悪化していた．その前から少しずつ診療の手伝いをしていた私は，日中は大学でこれらの活動を行い，夕方急いで医院に戻り，その後夜遅くまで診療を行うという日々が続いていた．もちろん研究・臨床で多忙な大学の先生方とのやり取りや会議は業務時間以外の夕方に行われることが多かったため，これらの両立は困難なことだった．決め手になったのは，まだ若く，臨床技能が不十分にもかかわらず自分を頼りにして受診してくれる，かつて自分がお世話になった地域の住人の方々の存在である．このような人々の顔を診療所で見ているうちに，やはり当初から目標にしていたこの医院で診療を行うのが私の本分なのでは，という気持ちが強くなり，1年ほどしたところで診療所を継承することを決意した．それでもその後しばらくは，引き続き医学教育の仕事を部分的に継続していたのだが，後任の先生方が就任されたのちには，少しずつこれらの仕事も委譲していき，自院での診療の比重を増やしていった．

受賞論文の概要

　さて，懸田賞を頂くことになった受賞対象論文は「東京大学におけるクリニカル・クラークシップ評価（その1）：学生による自己評価および教員による学生評価」[4]「東京大学におけるクリニカル・クラークシップ評価（その2）：学生による

コース評価および教員評価」[5]の二つである．これらはイヌイ教授と東大の教育改革に並々ならぬ熱意を燃やしていた加我センター長，高本教務部長，福原教授，そして後任の北村聖教授はじめとした多くの東大スタッフとの共同作業によって作成されたカリキュラム改革の大筋を示す報告書（通称，イヌイ・プロジェクト報告書）に基づいて，それらを具体的なプログラムとして落とし込んでいく過程の作業として作成されたものである．

どんな作業においても，改革にともなう事項は総論賛成，各論反対になるのが世の常である．たとえ教務委員会および教授会における最終的な決定事項であっても，実際にこれらを現実のプログラムに落とし込んでいく上では細かな調整作業が必要である．その点を実際に担ったのが，イヌイ教授に引き続き来日したオレゴン健康医科大学のゴードン・ノエル教授であった．ノエル先生は，カリキュラム運営についての実務経験が豊富で，かつ臨床能力に優れた先生であった．ノエル先生と東大の先生方のリーダーシップのもと，様々な新しいプログラムが次々と導入されていった．その一環として，それまで各科ごとに行われていた臨床実習の一部をクリニカル・クラークシップに改変し，そのコース管理は各科ごとではなくセンターが一元的に行うことを計画した．

もちろん，これらのデータは当初学内におけるフィードバックと今後の改善のために計画したものだったのであるが，単に内部での活用にとどめず，新しいコースの導入とその評価の詳細については広く外部にも活用してもらいたいと考えて論文にして投稿したものである．（その1）では事前に設定した共通到達目標の到達の度合いについて学生の自己評価と教官の学生評価を行い，前後の改善について定量的に評価を行った内容についてまとめ，（その2）ではコースの内容について全面的に学生・教官に定量的・定性的な評価を行い，それらを発表した．もちろんこれらのコースの実際の運用には学生を担当している臨床各科の先生方の協力が必須である．これらの先生方は臨床や研究ですでに多忙を極めている．そのような先生方に，事前に概要を説明し，評価内容について理解を得た上で，これらの管理を行うことは想

像以上に大変なことであった．

新しいコース導入に際し，当然のことながらさまざまな方面から反発や不満の声があがったのだが，多くの先生の助言と指導を仰ぎながら，これらの新しいコースの導入においてどのような効果があるのか定量的に示すことが重要，との説明を丁寧に繰り返すことで各科の先生方の協力を少しずつ増やしていった．今から思えば評価研究としては稚拙なデザインで，内容的にも不十分な点が多いものであるが，当時としてはコースの全体像を多面的に評価したものの新規性を認めてもらったのか，結果として懸田賞という大きな賞をいただくことになった．

学生および各科の教官からのデータの配布・収集，データ入力と分析にあたっては東京大学の事務部門やセンターの事務スタッフの協力を頂いたのだが，当時はまだ少人数のスタッフしかいなかったこともあり，最終的には多くの作業は自分自身で行うことになった．診療所を継承して間もない時期，すでに自院の業務が手一杯となっている中，わずかな研究時間である休診日の水曜日の夜，終電ギリギリまでかかって誰もいないセンターの一室で一人大量のデータの整理・分析を行い，日付が変わってくたくたになって帰宅し，当時生まれたばかりの長男の寝顔を見ながら眠りについたことを今でも覚えている．

その後の私：臨床実践に忙殺される日々

当初は開業医になっても研究・教育活動をそれまでと同じように続けるつもりで活動を続けていたのだが，その両立は予想していたよりはるかに困難なものだった．福原俊一先生には「両立は大変だよ」と折に触れてご助言を頂いていたのだが，当時の私は「外科の先生が手術をしながら教育や研究をしているのと一緒ですよ」などと軽く考えてうそぶいていた．しかし，今から考えると福原先生のご指摘はやはり正しく，当時の私は本当に愚かだったと今さらながら深く反省する次第である．要するに，両立が可能であると思っていたのは，当時は開業医としても，教育・研究者としてもまっとうな業務をしていなかっただけのことである．もちろん，2000年以降，在宅医療が

拡充していくとともに訪問患者数は増加の一途をたどり，さらには外来患者もその複雑性を増していっていったことなど，診療が忙しくなる要因が外部に存在していたことも事実である．また，地域における医学教育の流れはその後さらに加速し，当初は年間2名程度の医学生を受け入れていた自院での実習規模が，複数の大学や研修病院からの依頼が増え，さらには初期研修医，専攻医の実習も受け入れるようになった．だんだんと目の前の業務を果たすことだけで精いっぱいになり，そのような中で教育・研究に関わることがなかなかできなくなっていった．

「もう，いいんじゃないでしょうか？」

これらの業務を続けてきた間に，しばしば私が言われたのが次のような言葉である．

「先生，もういいんじゃないでしょうか．学生教育や研究を診療と並行してやるなんて，疲れるだけですよ．開業医としてすでに十分立派な仕事をしているじゃないですか．教授にでもなるつもりですか？」

確かに私のかつてのゴールは地域での診療を一定のレベルで達成することであったし，それは今も第一義的なものである．そういった意味では，教育や研究は何か別の野心でもない限り続けることが困難に見えるらしい．

これまで東京慈恵会医科大学，東京医科歯科大学，昭和大学，筑波大学などの多くの大学の地域医療教育・家庭医実習に携わり，その過程で様々な領域の先生たちと協力して地域医療教育についての調査や研究に関わってきた[7-10]．そのような中，大学の中においても地域医療の分野で活躍する先生方が増え，さらに以前は少数にとどまっていたプライマリ・ケア教育も確かに拡大していっている．その事は喜ばしいことである．しかし一方，この領域に関わる開業医などの実地医家のプレゼンスは残念ながら以前よりも下がってきている印象である．地域医療教育においても，その主体はやはり大学にあり，その中でもその視点は地域における人員確保の側面に注目が集まりがちである．いかに効果的に医学教育を行っていくか，そしてさらには現場でおこっている現象を発信し

改善につなげるという視点も重要であり，その点においては開業医や実地医家の存在は欠かせないと考えている．

当初は，医師への信頼をはじめとしたコミュニケーションについての研究[11]，終末期医療に関する学生の態度の日米比較[12]や，さらにはプライマリ・ケアにおける質の評価[13]など，以前から行っていたいくつかのヘルス・サービス研究にも継続して関わっていたが，これらの研究・教育活動を続けるためには，数えきれないほどの困難を経験した．これらは，研究費の申請・獲得をはじめ，事務手続きや情報アクセスに関する困難など多岐にわたるが，一番苦労したのは，倫理委員会の審査を受ける場所を探す点であった．多くの施設の倫理委員会は自施設の職員の審査を対象にしているため，私のような立場の医師の研究計画の倫理審査を受けることは多くの場合困難であった．たとえ大学や病院の共同研究という形式をとったり，客員研究員のような地位を得て，その立場を利用したりしていたとしても，当該施設の方々にとっては「なぜうちに？」という姿勢で臨まれることが多かった．それでも，若いというのは恐ろしいことで，さまざまな人々の協力により何度もチャレンジするうちに少しずつ環境は整備されていった．もちろん，協力してくれている当該施設のスタッフや事務職員の方々には，外部からやってくる単なる開業医に対して門戸を開いて頂いた事については感謝してもしきれない．ただ，これとて今後，同じような立場で教育・研究を行おうと志している地域の医師たちを増やしていくためには，より一層の環境整備がさらに求められると考えている．

教育・研究活動の継続のために

2007年以降は，介護保険の進展，在宅医療の拡大，地域包括ケアの拡充などの大きな荒波の中，とにかく臨床業務に圧倒されることが多くなり，教育・研究活動を継続することが困難になった時期であった．終わりの見えないほどの過重な業務量の中，わずかに残る時間での活動にはやはり限界がある．そのような中で，なかなか結果も出ず，忸怩たる思いで過ごす時間が多くなった

日々であった．にもかかわらず，教育・研究活動を継続することが今もできているのは，私にその後も支援の手を差し伸べつづけてくれる人々と，私よりもはるかに立派な業績を作りはじめた後輩たちの活躍が常に私を刺激してくれているからである．最近では彼らの助けを受けながら，ふたたび少しずつ教育・研究活動に関わることが多くなってきた[14,15]．現在の自分の教育・研究の興味の主眼は，医師の生涯教育[16]や多職種におけるコミュニケーション[17]である．なかなか前に進まない私を，結果が出るまで辛抱強く待ち，励ましながら協力の手を差し伸べ続けてくれる人がいることに対しては，常に感謝の念でいっぱいである．

最後に

以前，医学教育学会で演題発表を行っていた私のところに，わが国における在宅緩和ケアの先駆けである，同じ開業医として父の盟友だった故・鈴木荘一先生（鈴木内科医院）が駆けつけて声をかけてくれたことがある．その時先生がおっしゃられたのは「こういうところに，開業医が参加していないのは本当に問題だ．今日も，開業医は私とあなただけのように見受けられる．大学人だけでは医学教育は完結しない．私たちのような開業医が学会に出ることは大変だけれども，とにかくこういう場所に存在し続けること，それが大事だよ」という言葉だった．

その後，私も同じような立場になり，やはり開業医からみると教育研究機関との距離は，努力を続けていないとどんどん遠くなっていくように感じている．もちろん，研究も，理論に基づいた実践も，どちらも大事なことではあるが，それと同じくらい私にとって大事なのは，わずかながらでも教育や研究に関わり続けていくことだと思っている．名もない地域の実践家の存在は，医学教育という，次世代の医師を育てるという崇高な事業に幅と深みを与えてくれると，私は信じている．

次世代の人々を育てることによって未来を創造すること，それが医学教育の本質である．たとえ今はうまくいかなくとも，そしてたとえ今は不十分な点が多々あったとしても，続けることで，次の世代に伝えることができ，そしてそれがいずれ大きな実を結ぶようになる．

"For the loser now will be later to win."

自分にできることはわずかかもしれないが，自分の仕事には誇りをもって，これからも医学教育・研究の分野に関わり続けていきたいと考えている．

文　献

1) 鈴木荘一，松村幸司，永井友二郎，藍澤茂雄，青木照明，橋本信也．東京慈恵会医科大学の家庭医実習．医学教育 1996; 27: 253-257.
2) 松村幸司，鈴木荘一．プライマリ・ケアの卒前教育としての家庭医実習．プライマリ・ケア 1997; 20: 375-378.
3) 東大・ハーバード医大医学交流プログラム開催 1999．URL: http://www.igaku-shoin.co.jp/nwsppr/n1999dir/n2365dir/n2365_08.htm（accessed 4 June 2018）
4) 松村真司，大滝純司，水嶋春朔，北村聖，Gordon L Noel，福原俊一・他．東京大学におけるクリニカル・クラークシップ評価（その1）：学生による自己評価および教員による学生評価．医学教育 2004; 35: 361-368.
5) 松村真司，大滝純司，水嶋春朔，北村聖，Gordon L Noel，福原俊一・他．東京大学におけるクリニカル・クラークシップ評価（その2）：学生によるコース評価および教員評価．医学教育 2004; 35: 369-376.
6) 高屋敷明由美，福士元春，大野毎子，松村真司，大滝純司．卒前医学教育に対する一般住民の認識に関する探索的研究，「医学部を卒業したばかりの研修医の能力」に関する地域住民FGD．日本医事新報 2005; 4243: 25-31.
7) 福士元春，高屋敷明由美，大野毎子，松村真司，大滝純司．研修医は何ができると思われているのだろうか，研修医の能力に対する非医療者の認識に関する探索的研究．医学教育 2006; 37: 89-95.
8) Otaki J, Nagata-Kobayashi S, Takayashiki A, Ono M, Fukushi M, Matsumura S. The most requested factors in clinical skills exams for evaluating novice physicians: an internet-based survey of the general public in Japan. *BMC Medical Education* 2013; 13: 74.
9) 武田裕子，大滝純司，松村真司，田坂佳千，中村俊夫，岩崎榮，福井次矢．卒前・卒後外来診療教育の実施状況に関する全国調査．医学教育

2003; **34**(4): 245-249.

10) 武田裕子，内山富士雄，藤原靖士，大西弘高，白浜雅司，松村真司．診療所教育を行う医師にとってのインセンティブ，地域医療実習に学生を派遣する大学に何が求められているか．医学教育 2006; **37**: 163-169.

11) Tarn DM, Meredith LS, Kagawa-Singer M, Matsumura S, Bito S, Fukuhara S, et al.Patients' Trust in Their Physicians: The Role of Ethnic Match, Autonomy, Acculturation, and Religiosity. *Ann Fam Med* 2005; **3**: 339-47.

12) Gabbay BB Asch SM, Balingit, Etzioni S, Lorenz KA, Matsumura S, et al. Patient Disclosure and Participation in Decision-Making: A Comparison of Resident Physician Practices in Japan and the United States. *Acad Med* 2005; **80**: 617-21.

13) 小崎真規子，尾藤誠司，松村真司，福原俊一．プライマリ・ケア外来におけるコモン・ディ ジーズ管理に対するプロセス評価指標の作成．医療の質・安全学会誌 2007; **2**: 253-259.

14) Kimura T, Matsumura S, Maeno T. An Investigation of the Relationship between Senior Doctor's Support and Resident's Depressive State. *General Medicine* 2012; **13**: 85-92.

15) Kimura T, Seo E, Ogawa R, Matsumura S, Maeno T. Recovery from a depressive episode during postgraduate residency training is associated with senior doctors' support. *Journal of General and Family Medicine* 2017; **19**: 20-26.

16) 田中丈夫，木下牧子，野村英樹，山本昌弘，清水貴子，神代龍吉・他．医師の生涯教育制度，世界の潮流，諸外国の医学教育制度を俯瞰して．日本医事新報 2011; **4552**: 27-31.

17) 新森加奈子，木村琢磨，松村真司．我が国におけるケア移行という概念—病院を退院した患者の診療所外来へのケア移行を中心に—日本プライマリ・ケア連合学会誌 2018; **41**: 18-23.

ジョージタウン大学医学部のマインドボディ医学教育体験記

野田莉香子[*1]　久野　真弘[*1]　宮川　紫乃[*2]

マインドボディ医学（Mind-Body-Medicine：MBM）は，考えや感情が身体の健康に影響する力を利用した治療法の一種である．心と体の関係については身体表現性障害など，日常診療でも頻繁に遭遇する問題である．ストレスが慢性的に続くと，自律神経のバランスが乱れ，不眠などのさまざまな症状が現れる．マインドボディ医学はストレスで不安定になった心身の状態に気付くことによって，自己調整力の維持・回復が期待される．医療現場では，高血圧や慢性疼痛などの患者さんに対して用いられている．

ジョージタウン大学では，Aviad Haramati 教授のリーダーシップのもと，2000年に全米初の医学生向けマインドボディ医学教育コースを開設した．われわれは2017年8月にジョージタウン大学で本コースを3日間体験した．わが国への導入の可能性について考察を加え，ここに報告する．

MBM は1-3年生の希望者を対象にしており，2時間のセッションを週に1回，計11週間行う．12人の学生に対して，2人の教員がファシリテーターとして付く．MBM にはさまざまな手法があり，1週間に1つずつ学ぶ（**表1**）[1]．クラスは毎回，以下の流れに沿って進む．

①開始の瞑想

薄暗い部屋で，花・蝋燭・チョコレートの入った器が置かれたテーブルを囲んで座る．そして，鐘の音と共に，10分間の瞑想を開始する．

②チェックイン

学生とファシリテーターは一人ずつ，その週の体験や問題点，自分自身について発見したことな

どを仲間に共有する．

③マインドボディ医学の実践

1時間のチェックインの後は，毎週新しいマインドボディ医学の手法（**表1**）が科学的な根拠と共に紹介される．実践し，その後感じたことをグループで共有する．

④終了の瞑想

5分間の瞑想でセッションを終了する．

⑤ホームワーク

毎日最短10分間は，その週に習った新しいマインドボディ医学の手法を練習する．毎日日記を書くこと，瞑想を最短10分間行うこと，そして週に3-5日の身体的活動を行うことが宿題として課される．

⑥評価

オリエンテーションの間に事前評価シートを，11週間のコース終了後には事後評価シートを記入する．加えて，医学に対する考えやクラスメートとの関係性に影響を与えたかについても回答する．

私たちも，ストレスの病態生理学という授業を受講した．ストレスを視床下部―下垂体―副腎系ホルモンからきちんと理解する授業である．授業の最後に，指先に体温計を着け，誘導イメージ法を体験した．イメージ法の前後でわれわれ3名とも35℃台から37℃台に体温が上昇した．イメージ法によりアドレナリンが減少し，末梢血管が拡張したことの効果であると説明を受けた．

ジョージタウン大学でのマインドボディ医学教育の研修を受けて感じたことは，本で学んだこと

[*1] 慶應義塾大学医学部6年，Medical student, Keio University School of Medicine
[*2] 慶應義塾大学研修医，Resident, Keio University Hospital

表1 マインドボディ医学の手法

• 呼吸法	単純に呼吸に集中する方法.
• 瞑想	1. マインドフルネス 暗い部屋に静かに座る. または床に横になって意識を呼吸に向け今に集中する方法. 2. 歩行瞑想 庭を歩いているつもりで, 一歩一歩に意識を向けながら歩き, 足を動かす意図とその感覚を意識し観察する方法. 3. 食瞑想 ブドウの味, 香り, 食感, 色に意識を向け, 20分かけて1つのブドウを食べる方法.
• 誘導イメージ法	1. 誘導感情イメージ法 ビーチのような安全でリラックスできる場所を想像する方法. 2. 誘導エンドステートイメージ法 勝負どころ, 例えば大事なプレゼンなどで成功する場面を想像する方法.
• バイオフィードバック法	体温など自覚・制御が難しいと考えられてきた現象を, 計測器によって自覚することにより意識的に制御することを可能にする方法.
• 自律訓練法	リラクセーション法の1つで, 足・心臓・呼吸・お腹・額に意識を向ける方法.
• 芸術療法	自分が大きな問題に直面した際の気持ちを絵に描く方法. この時, 人を書いてもいいし, 丸や三角など思うがままに描く.
• 音楽療法	瞑想やイメージ法の際に使用する.
• 運動療法	シェイキング, ダンスなどにより身体を終始動かし続けることに集中する方法.
• 筆記療法	日記, 対話形式で, あるテーマについて決められた時間でノートに書き出す方法.

と実際に師に習って体験するものとは全く異なる, ということであった. 具体的には, グループで習うことで気持ちの共有ができた点, 熟練した先生に誘導してもらうことで集中しやすくなる点があげられる. さらに, マインドボディ医学の実践の他に, ストレスの病態生理学やマインドボディ医学の作用機序を科学的に理解することができた. 特に, 医学生の場合には, マインドボディ医学の有効性を科学的な裏付けと共に学ぶことが重要だと感じた.

現在, 日本国内では医師養成課程におけるプロフェッショナリズム教育の必要性が提言されており, 医師の最終到達像の一要素として「ストレスマネジメント」が挙げられている. 一方で, 医学生に対する統一的なセルフケア教育はなされておらず, 教育内容については各大学の裁量に任されているのが現状である.

その結果, 2004年に現在の臨床研修制度が開始して以降, 初期研修医の抑うつ状態および燃え尽き症候群が指摘されている[2]. 十分なセルフケア教育がなされていない日本でこそ, 医学生・初期研修医にマインドボディ医学を導入する価値があるのではないかとわれわれは考える.

さいごに, ジョージタウン大学に紹介してくださり, その体験の論文化を実現して頂いた慶應義塾大学環境情報学部・医学部漢方医学センター兼担の渡辺賢治教授, マインドボディ医学を教えてくださった Aviad Haramati 教授はじめジョージタウン大学の熱意溢れる先生方に感謝したい.

文 献

1) Scott Karpowicz et al. Using mind-body medicine for self-awareness and self-care in medical school. *J Holist Heakth Care* 2009; **6**: 19-22.
2) 木村琢磨, 前野哲博, 小崎真規子. わが国における研修医のストレス要因の探究的研究. 医学教育 2007; **38**: 383-9.

掲示板

「教養・基礎系ワークショップ」に参加して

中村 千賀子

2018年5月5〜6日,「第3回 一般教養・基礎社会医学系教員のためのカリキュラム・プランニング・ワークショップ」(主催:日本医学教育学会)*に,福島統ディレクター(以下,福島D)のはからいで参加,「市民参加の医学教育」という私見をお伝えする機会を頂戴した.この参加は,91年の文科省の大学設置基準大綱化をきっかけに,20年超の東京医科歯科大学歯学科生の教育から教養部生の教育担当へと異動した筆者が,教養教育と医・歯学専門教育の連携をめぐるさまざまな出来事を目の当たりにする機会を得ていたことと,定年後,それまで筆者が教育に利用していた患者の語りのデータベースをネットで提供する「健康と病いの語りDIPEx-japan」**でお手伝いを始めたことを,福島Dがご存知の幸運だった.感謝しつつワークショップの感想をお伝えしたい.

参加者39名は,outcomeを見据えた科目別のcompetency,学習方略としてのactive learning,performance重視の学習評価についてのsmall group discussionに臨んだ.初めおずおず,翌日は早くも慣れた様子のディスカッションへと変化.昼食さえランチョンセミナーという,二日で16時間の研修時間,お決まりの資格ゲットの枠を見事にこなされた様子に,筆者は,「医学部に席を置く『民』は辛抱強く,打たれ強いなあ」とあらためて感心.

しかし,ついに,疲労の頂点を迎えた二日目の午後,福島D,藤崎タスクがMaster of ceremony の総合討論に突入するや,一揆勃発.「今回,医学生の学びには様々な科目が不可欠だと確信できた.しかし,最近,準備コアカリキュラムがなくなったということで,教養科目の時間は減らされ,丁寧な学びの過程は実現しがたい.大学側の理解は薄い」と.これについては,準備教育はコアカリキュラムに統合され,なくなったのではない!と福島Dから伝えられたものの,参加教員の大学における偽らざる疎外感が吐露された.

大学に席を置く医学専門課程の教育担当者には,臨床講座であれば臨床活動が,基礎講座であればその領域での研究活動が,教育活動とともに不可欠.実は,教養教育の担当者はその道の専門領域の研究者である.ともすると,乏しい研究環境のせいもあり,セリグマンの犬***ではないが,研究を諦めてしまう教員,自身を医学教育の下請けと感じる教員もいる.筆者は,そのような方々には,やせ我慢をしてまでも,高い矜持をもって専門(医学教育の専門家もあり!です)の研究者としての存在感を強く示し続けていただきたいと願うばかりだった.誰も足を踏み入れない研究に目を輝かせる教師の下には,将来医学界を背負って立つ意識の高い医学生は必ず教えを乞いに,話を聴きにくると信じる「人間礼賛」である.

ワークショップの最後,異領域の専門家が協力して国民のための医師を育てる鍵概念「医学は一つの科目」との福島Dからの熱い言葉に参加者は様々な意味を見つけられたようだった.

筆者は教養部で20年ほど「人間科学教育課

---

* 福島統ディレクター,伊野美幸チーフタスクフォース,中村真理子・椎橋実智男・藤崎和彦タスクフォース
** 特定非営利活動法人 健康と病いの語りディペックス・ジャパン HP www.dipex-j.org
*** 学習性無力感を示す例

程」に関わってきたが，その創設から数年を経た1997年，その教育実践を振り返るシンポジウムがLeiden大学医学部ALCO Program（臨床前の学生への医療者・患者関係教育システム）担当のDr. H. Zoethoutを招いて開かれた．その報告書にある社会思想史の研究者である佐々木武教養部長（当時）の言葉を引用[****]して，ワークショップ参加への感謝の結びとしたい．

　—医学・歯学における「人間の問題」は最終的には「基礎科学」の先端研究において，臨床の現場で再発見され，解決されるべきである．われわれ（筆者注：教養教育）の役割はそこに送り込む若者たちに「人間の問題」を「感じ，知り，考え，疑い，行い，反省する」ことの意味を伝えることである．人間にとってもっとも根本的なものは，人間そのものであるというヒューマニズムの原点に立ち返ろう．その原点を教育現場において教育実践を通して探り当てよう．

[****] 東京医科歯科大学シンポジウム報告書「21世紀の医学・歯学教育を目指して—人間科学教育の課題」，まえがき，1997年12月，東京医科歯科大学教養部発行．

意見：医学生に対する，ワークショップ後のメンタルサポート体制の構築

蓮沼　直子*

近年医学教育において，グループワークでのディスカッションや学生が自身で考え参加する，アクティブラーニングが増えてきている．座学のみですべての知識を習得できないのは自明であり，医療においてはコミュニケーションスキルが重要な位置を占めており，チームとして活動していくことが求められている．

筆者が担当している講義も座学だけというものはなく，ほぼすべてに個人またはペア，グループでのワークの時間を設けている．その中で初年次ゼミにおいて毎年行っているキャリア入門の講義で「金の糸」という日本キャリア開発協会が作成したすごろくを行った．これは MEDC の第 64 回医学教育セミナー＆ワークショップにおいても使用したもので，小学校から大学までの出来事を振り返り，質問に答えながら，またグループ内のメンバーとの感じ方の違いなどから，自分自身の軸となる価値感，キーワードを言語化していくためのツールである．「金の糸」のワークのファシリテーターマニュアルには，話したくない内容や重い内容があった場合には，グループ内でも聞いた側がそれをサポートしてあげるように指導するよう記載されている．しかし，最初から話したくない時期（例えば，小学生のころいじめがあった，中学校の部活動で先輩とうまくいかず退部したなどの経験）があることも考えられること，グループ内の雰囲気により勢いで話してしまい後悔したり，いやな気持ちを思いだしたりする可能性も考えられた．

また，今後終末期医療を題材としたワークショップを行う予定もあったことから，ワークショップ後にメンタルに不調をきたした場合のサポート体制を早急に構築しておく必要があると考えた．

そこで当院の精神科医師に相談し，その結果，担当医師と臨床心理士，大学の保健管理センター精神科医師と連携することができた．実際には講義の日程を連絡しておき，その上で必要に応じて学生が大学の健康保健センターに行くか，学生を筆者が紹介し対応していただくこととした．対象学生へのアナウンスは，講義の際に口頭および配付文書で行った．連絡方法としては直接申し出てもらうほか，筆者のメールアドレスを知らせ連絡してもらう，講義の後に回収する記名式ワークシートの感想の欄に書いてもらうなどとした．

当日のワークショップでは，始める前の注意事項として，小学校から大学までを振り返るすごろくだが，思い出したくないことや嫌な思い出，また経験していないこと，該当しないこともあるだろうから質問によっては「パス」してもよいことにするというルールとし，周知した．

実際に講義の際には，あまり話したくない時期があるためすごろくに参加できるかどうか，と申し出た学生もいたが，好きな給食メニューなど質問は多岐にわたるため「パス」をしながら，自分のことは話せる範囲でよい，他の学生の話を聞くことで自分との違いも考えられるということも話した．該当者だけでなく全員にパスを可とすることで，申し出た学生も安心し，問題なく終えたようであった．

当然ながら学生のメンタルケアについては，保健管理センターやクラス担任等が必要に応じて，精神科との連携もしながら行っているところだと思う．しかし通常のメンタルケアに加え，特に低学年での福祉施設・病院での早期体験実習や今回のようなワークショップにおいて，メンタルケアが必要な状況に陥ることも考えなければならない．各講義や実習，イベントにおいても教員，病院側がその可能性を認識して連携する必要性があると考える．若手教員や学外協力医師に対して，FD の際などに周知するなど，医学教育に関わる多職種で共有すべき事項であろうと考えた．

---

*　秋田大学医学部総合地域医療推進学講座

掲示板

意見：第 49 巻 2 号掲載「実践報告―新たな試み―模擬症例カンファレンスを応用させた臨床推論の学生評価」を読んで

北村　匡大[*]

　臨床推論の評価は，臨床実習に臨む学生に課題を明確化させると共に，教員側も学生がどの程度臨床能力があるかを把握することにつながり，重要である．理学療法士・作業療法士養成校においても臨床実習前に，臨床実習に必要な基本的臨床能力を図るため，模擬症例を対象とした客観的臨床能力試験（Objective Structured clinical examination：OSCE）や Computer based testing（CBT）を導入している学校が増えている[1]．

　当院は，理学療法士・作業療法士 3 年制養成校であり，学生は臨床実習に 3 年次に臨むことになり，2 年次の定期試験を終え，限られた期間に，臨床実習への取り組みを実施しなければならない状況を経験する．その取組の一つである臨床推論の学習は，Problem Based Learning（PBL）にて，模擬症例を通じ学習をすすめているが，試験を試みたことはない．本稿では，臨床推論能力を評価する試験に，カンファレンス形式を導入し，その実施に関して考察されており，大変興味深く拝読させて頂いた．

　試験内容は，12 名のグループによるカンファレンス形式であり，RIME 評価にて学生評価を実施している．試験に臨む前に学生は，講義，医療面接，シミュレーション教育，検査の解釈・特異度感度の演習などを 3 週間行っている．このカンファレンス形式の良かった点として，一対一より発言しやすい雰囲気を作れたこと，試験に RIME 評価を用い，合格した場合，試験終了となりそのディスカッションから抜けるため，理解度の速さ

や発言の理論性が評価できることを述べられており，効果的に思えた．また，カンファレンス形式による一度に複数の学生を導入，さらに誤った発言を減点しない方式にし，学生の積極的な姿勢を引き出すことができた点は，臨床実習に臨む学生の姿勢を観察できる機会として，有効に感じた．

　一方で，本稿で述べられたように，口頭試問の信頼性が低いことは，明らかである．カンファレンス形式の試験では，扱える症例数は 2 ないし 3 症例となり，学生へ数多くの症例に対して臨床推論能力を問うことは難しい．カンファレンス形式の試験導入に際し，この試験とは別に，多くの症例における診断ないし治療の判断に必要な要素を盛り込んだ設問を作成し，学習する機会を設けることが必要と思われた．

　さいごに，臨床実習では，知識や技術のみでなく，実習環境への適応，患者や指導者との関係性，など様々な要因により，実習が滞る学生は少なからずおり，教員はその都度，対応を行うことになる．臨床実習に臨む前に，そのような不安を抱える学生を知ることができ，個別指導につなげられたことは重要に思えた．また，臨床実習前の学生の様子をうかがう著者の心情もうかがえ，共感でき，非常に参考になった．

文　献

1) 橘香織，坂本由美，篠崎真枝，他：本学における OSCE の取り組みと課題．理学療法いばらき 2011; **14**: 37-42.

---

[*] 小倉リハビリテーション学院理学療法学科

掲示板

アナウンスメント：第69回医学教育セミナーとワークショップin信州大学

新しい医学教育の開発と普及を目的とし，全国の医療教育関係者の皆様と歩んできた医学教育セミナーとワークショップも第69回を迎えました．今回は信州大学との共催で開催します．

全国の保健医療福祉の教育関係者や臨床指導者，事務関係，学生の皆様と活発に議論したく存じますので，奮ってご参加いただきますようお願いいたします．

日　時：2018年8月18日（土）19日（日）
会　場：信州大学医学部附属病院
資料代：2,000円（参加者には第69回セミナーとワークショップの報告が収載される「新しい医学教育の流れ」を配付します．）
懇親会：8月18日（土）セミナー終了後開催：会費は受付時に徴収致します．
申込締切：2018年8月5日（日）です．

内容概要：（詳細はMEDCホームページをご覧ください．）

セミナー：支援ニーズがある学生や医療者への具体的対応を学ぶ
8月18日（土）17:15〜18:30
講師：高橋知音（信州大学　教育学部）

ワークショップ1：模擬患者大交流勉強会
8月18日（土）13:00〜17:00
企画：藤崎和彦・早川佳穂（MEDC）
対象：SP参加型教育にかかわるSP，教員，指導者，学生，研修医，医療スタッフ（定員60名）

ワークショップ2：発達障害のある医療系の学生・スタッフへの対応
8月18日（土）13:00〜17:00
企画：高橋知音・篠山大明（信州大学），芳賀　了（長野県立病院機構），川上ちひろ（MEDC）
対象：医療者養成施設や医療機関の教育担当者，その他興味のある方（定員30名）

ワークショップ3：現場に役立つ研修をデザインする
8月18日（土）13:00〜17:00，8月19日（日）9:00〜13:00
企画：清水郁夫（信州大学），淺田義和・八木街子（自治医科大学），三原　弘（富山大学）
対象：所属先での研修を立案・改善しようとしている方，どの医療専門職でも参加可能（定員20名）

ワークショップ4：学びに誘う，学びを深める（フェローシップのため公募なし）
8月18日（土）13:00〜17:00，8月19日（日）9:00〜13:00
企画：今福輪太郎・西城卓也（MEDC）
対象：フェローシッププログラム2018モジュール1参加者限定

ワークショップ5：卒後臨床研修事務職員の役割：ペーパーワークを越えて
8月19日（日）9:00〜13:00
企画：青野真弓（聖路加国際病院），浅川麻里（堺市立総合医療センター），室谷嘉一（東北医科薬科大学），増田雄一（信州大学），金子祥子（藤田保健衛生大学）
対象：臨床研修病院（大学・一般病院）の研修事務担当者，研修プログラム責任者，指導医（定員50名）

ワークショップ6：Post CC OSCEの課題を作成しよう
8月19日（日）9:00〜13:00
企画：森淳一郎（信州大学），岡崎史子（東京慈恵会医科大学），清水郁夫（信州大学）
対象：Post CC OSCE実施運営に関わる医学部教員（定員20名）

多くの皆様のご参加をお待ちしております．

問い合せ先：岐阜大学　医学教育開発研究センター
URL：https://www1.gifu-u.ac.jp/~medc/
e-mail：medc@gifu-u.ac.jp
〒501-1194　岐阜市柳戸1-1
TEL：058-230-6470　FAX：058-230-6468
（岐阜大学　医学教育開発研究センター　川上ちひろ，
信州大学医学部　医学教育研修センター　多田剛）

デジタルパソロジー入門

監修 **日本デジタルパソロジー研究会**

編集委員長：東福寺 幾夫
編集委員：近藤 恵美、白石 泰三、鈴木 昭俊、森 一郎

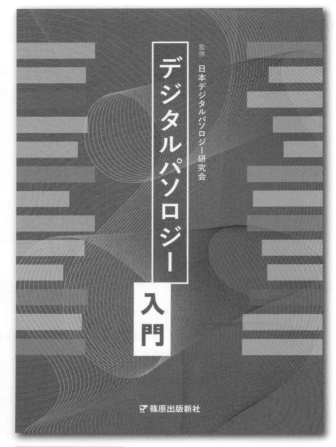

定価：本体 3,456 円＋税
2017年9月19日発行　B5判・230頁　ISBN：978-4-88412-400-7

近年、デジタルパソロジーは病理診断の手法の一つとして広く認識されるようになり、現場で役立つ最新かつ標準的なテキストブックの作製が要望されてきた。そのような状況のもと、「日本デジタルパソロジー研究会」の専門家により完成したのが本書である。

1. まえがき
2. 顕微鏡画像の基礎知識
3. 情報通信技術の基礎知識
4. WSIシステムの基礎知識
5. 病理診断の基礎知識
6. デジタルパソロジーの応用
7. デジタルパソロジーの現状と未来

付録
8.1　テレパソロジー運用ガイドライン
8.2　テレサイトロジー運用ガイドライン
8.3　デジタルパソロジー診断の運用概説（2015）
8.4　デジタルパソロジー技術基準（第2版）

篠原出版新社　〒113-0034　東京都文京区湯島2-4-9　MDビル3F　TEL:03-3816-8356(営業)　FAX:03-3816-5314
E-mail info@shinoharashinsha.co.jp　http://www.shinoharashinsha.co.jp

「医学教育ユニット」機関名簿（2018年4月現在）

医学教育に専門的に携わる教員組織が日本各地の医学部に誕生し，これらを「医学教育ユニット」と称している．この名簿は2018年4月時点でMEDCが把握している情報を元に作成したものである．同様の名簿はMEDCホームページにも掲載し，随時更新している．詳細はMEDCホームページからご参照頂きたい．
https://www1.gifu-u.ac.jp/~medc/unit/unit.htm

丹羽雅之（岐阜大学医学教育開発研究センター）

大学名	ユニット名	役職	氏名	専任/併任	メールアドレス
北海道大学	医学研究院 医学教育・国際交流推進センター	センター長，教授	吉岡 充弘	併任	
		統括副センター長，教授	大滝 純司	専任	jo-tky@umin.ac.jp
		副センター長，教授	田中 真樹	併任	
		副センター長，教授	渥美 達也	併任	
		副センター長，教授	平野 聡	併任	
		副センター長，教授	畠山 鎮次	併任	
		准教授	小華和 柾志	専任	kohanawa@med.hokudai.ac.jp
		助教	村上 学	専任	
		教育助教	Houman Goudarzi	専任	
		教育助教	村上 壮一	専任	
		教育助教	北市 雄士	専任	
		教育助教	小野澤 真弘	専任	
		教育助教	坊垣 暁之	専任	
		教育助教	金野 陽輔	専任	
		教育助教	折茂 達也	専任	
		教育助教	川久保 和道	専任	
		教育助教	稲場 直子	専任	
		教育助教	本間 理央	専任	honmario@med.hokudai.ac.jp
		教育助教	佐藤 泰征	専任	
		客員研究員	武冨 貴久子	専任	k.taketomi@scu.ac.jp
		技術専門職員	西出 円	専任	
	クリニカルシミュレーションセンター	准教授	倉島 庸	専任	
	社会医学講座 医学教育学・総合診療医学分野	教授	大滝 純司	併任	
		准教授	小華和 柾志	併任	
		助教	村上 学	併任	
	大学病院 臨床研修センター	准教授	石森 直樹	専任	ishimori@med.hokudai.ac.jp
		講師	加藤 達哉	専任	
		事務職員	隅田 由美子	専任	
		事務職員	石川 紅子	専任	
		事務職員	橘 雪菜	専任	
札幌医科大学	医療人育成センター教育開発研究部門	教授（部門長）	相馬 仁	専任	sohma@sapmed.ac.jp
		准教授	鵜飼 渉	専任	ukai@sapmed.ac.jp
		講師	杉村 政樹	専任	sugimura@sapmed.ac.jp
		講師	杉浦 真由美	専任	m.sugiura@sapmed.ac.jp
		准教授	白鳥 正典	併任	siratori@sapmed.ac.jp
		准教授	山本 武志	併任	t-yamamoto@sapmed.ac.jp
		助教	亀田 優美	併任	mkameda@sapmed.ac.jp
		助教	伊東 竜哉	併任	ito.tatsuya@sapmed.ac.jp
旭川医科大学	教育センター	センター長，教授	千石 一雄	併任	ksen@asahikawa-med.ac.jp
		副センター長，教授	蒔田 芳男	専任	makita5p@asahikawa-med.ac.jp
		副センター長，教授，学長補佐	佐藤 伸之	専任	nsato@asahikawa-med.ac.jp
		講師	井上 裕靖	専任	inoueh5p@asahikawa-med.ac.jp

大学名	ユニット名	役職	氏名	専任/併任	メールアドレス
弘前大学	医学部 メディカルスクール研究センター	講師	松谷 秀哉	併任	
岩手医科大学	医学教育学講座	教授	佐藤 洋一	専任	yisatoh@iwate-med.ac.jp
東北大学	医学系研究科附属医学教育推進センター	教授	加賀谷 豊	専任	kagaya@med.tohoku.ac.jp
		准教授	石井 誠一	専任	s-ishii@med.tohoku.ac.jp
	クリニカル・スキルスラボ	助手	荒田 悠太郎	専任	arata@med.tohoku.ac.jp
東北医科薬科大学	医学教育推進センター	教授	大野 勲	専任	iohno@tohoku-mpu.ac.jp
		教授	亀岡 淳一	併任	j-kame@hosp.tohoku-mpu.ac.jp
秋田大学	医学教育学講座	教授	長谷川 仁志	専任	hasegawa@doc.med.akita-u.ac.jp
		准教授	ウッド ドナルド コールマン	専任	wood@med.akita-u.ac.jp
		特任助教	新保 麻衣	併任	
	総合地域医療推進学講座	准教授	蓮沼 直子	専任	matsunao@med.akita-u.ac.jp
		特任助教	佐藤 和奏	併任	wsato@med.akita-u.ac.jp
	地域医療政策学講座	助教	南園 佐知子	専任	sachikot@med.akita-u.ac.jp
	医学部附属病院 総合臨床教育研修センター	副センター長	安藤 秀明	併任	andoh@gipc.akita-u.ac.jp
		特任講師	大嶋 重敏	専任	ohshima@doc.med.akita-u.ac.jp
		特任講師	守時 由起	専任	ymoritoki@hos.akita-u.ac.jp
山形大学	医学部総合医学教育センター	教授	佐藤 慎哉	専任	sinsato@med.id.yamagata-u.ac.jp
福島県立医科大学	医療人育成支援センター	センター長，臨床医学教育研修部門長，主任教授	大谷 晃司	専任	kotani@fmu.ac.jp
		医学教育部門長，教授	色摩 弥生	専任	yayois@fmu.ac.jp
		臨床医学教育研修部門，講師	坂本 信雄	専任	sakanobu@fmu.ac.jp
		助教	菅原 亜紀子	専任	sugawara@fmu.ac.jp
		助手	諸井 陽子	専任	ymoro@fmu.ac.jp
筑波大学	医学教育企画評価室（PCME）	教授	桝 正幸	併任	mmasu@md.tsukuba.ac.jp
		教授	田中 誠	併任	mtanaka@md.tsukuba.ac.jp
		教授	前野 哲博	併任	
		准教授	鈴木 英雄	専任	hideoszk@md.tsukuba.ac.jp
		講師	高屋敷 明由美	専任	tk-ayumi@umin.ac.jp
		講師	前野 貴美	専任	takami-m@md.tsukuba.ac.jp
		講師	大川 敬子	専任	k_ookawa@md.tsukuba.ac.jp
		講師	春田 淳志	専任	junharujp@md.tsukuba.ac.jp
		助教	速水 恵子	専任	K.hayami@md.tsukuba.ac.jp
		技術職員	菅江 則子		curmang@igaku.md.tsukuba.ac.jp
		技術職員	嶋村 玲子		curmang@igaku.md.tsukuba.ac.jp
		技術職員	廣瀬 美鈴		curmang@igaku.md.tsukuba.ac.jp
		技術職員	瀧本 和香子		wtakimoto@md.tsukuba.ac.jp
	地域医療教育学	教授	前野 哲博	専任	maenote@md.tsukuba.ac.jp
		准教授	大久保 英樹	専任	h-okubo@md.tsukuba.ac.jp
		講師	横谷 省治	専任	s-yokoya@umin.ac.jp
		講師	阪本 直人	専任	ezp03067@gmail.com
	附属病院 総合臨床教育センター	病院教授	瀬尾 恵美子	専任	e-seo@mail.hosp.tsukuba.ac.jp
		講師	小川 良子	専任	r.ogawa@mail.hosp.tsukuba.ac.jp
		病院講師	沼尻 晴子	専任	haruko841@hotmail.com
自治医科大学	医学教育センター	センター長，教授	岡崎 仁昭	専任	hitoaki@jichi.ac.jp
		副センター長，教授	石川 鎮清	専任	i-shizu@jichi.ac.jp

大学名	ユニット名	役職	氏名	専任/併任	メールアドレス
		准教授	松山　泰	専任	yasushim@jichi.ac.jp
		教授，エグゼクティブアドバイザー	アラン・レフォー	併任	
		教授	野田　泰子	併任	
		教授	遠藤　仁司	併任	
		教授	松村　正巳	併任	
		教授	武藤　弘行	併任	
		教授	新保　昌久	併任	
		教授	五味　玲	併任	
		教授	松儀　実広	併任	
		教授	菊地　元史	併任	
		准教授	清水　敦	併任	
		講師	淺田　義和	併任	
		講師	笹原　鉄平	併任	
		助教	山本　祐	併任	
		非常勤講師	原田　三男	併任	
群馬大学	医学教育センター	センター長，教授	石崎　泰樹	併任	
	医学基礎教育部門	部門長，講師	岸　美紀子	専任	mkishi@gunma-u.ac.jp
		助教	鈴木　啓	専任	hsuzu0703@gunma-u.ac.jp
		助教	關　麻衣	専任	
		助教	谷口　委代	専任	ttani@gunma-u.ac.jp
		助教	蓜島　旭	専任	
		助教	高橋　雄太	専任	yutakahashi@gunma-u.ac.jp
		助教	山本　華子	専任	
	地域医学教育部門	副センター長，部門長，准教授	鎌田　英男	専任	hkamada@gunma-u.ac.jp
		助教	齋藤　従道	専任	saitotsu@gunma-u.ac.jp
		助教	葭田　明弘	専任	
	地域医療研究・教育センター	センター長，教授	村上　正巳	併任	
		副センター長，教授	大嶋　清宏	併任	
	臨床研修部門	講師	菊地　麻美	専任	kiku-m@gunma-u.ac.jp
	スキルラボ部門	助教	田中　和美	併任	kazumin@gunma-u.ac.jp
		助教	大崎　綾	専任	ashibata@gunma-u.ac.jp
	地域医療支援部門	講師	羽鳥　麗子	専任	rmiyazaw@gunma-u.ac.jp
		助教	土岐　明子	専任	atoki@gunma-u.ac.jp
		助教	奥　裕子	専任	
埼玉医科大学	医学教育センター	センター長，卒前医学教育部門長，教授	森　茂久	専任	morisige@saitama-med.ac.jp
		試験管理室長，教授	林　健	併任	thayashi@saitama-med.ac.jp
		カリキュラム室長，教授	渡辺　修一	併任	siwata@saitama-med.ac.jp
		臨床実習推進室長，教授	森　茂久	併任	
		調査解析室長，教授	椎橋　実智男	併任	mshiibas@saitama-med.ac.jp
		学生支援室長，教授	長坂　浩	併任	hnagasak@saitama-med.ac.jp
		卒後医学教育部門長，教授	三村　俊秀	併任	toshim@saitama-med.ac.jp
		シミュレーション教育部門長，教授	辻　美隆	併任	ytsuji@saitama-med.ac.jp
		教育情報部門長，教授	椎橋　実智男	併任	
		FD部門長，教授	森　茂久	併任	

大学名	ユニット名	役職	氏名	専任/併任	メールアドレス
		教養教育部門長, 教授	向田 寿光	併任	mukaida@saitama-med.ac.jp
		教授	山田 泰子	専任	yamaday@saitama-med.ac.jp
		日高ブランチ長, 教授	小山 政史	併任	oyama@saitama-med.ac.jp
		客員准教授	有田 和恵	非常勤	takazue@saitama-med.ac.jp
		川越ブランチ長, 教授	高橋 健夫	併任	taketaka@saitama-med.ac.jp
		准教授	石橋 敬一郎	専任	k_ishi@saitama-med.ac.jp
		講師	荒関 かやの	専任	araseki@saitama-med.ac.jp
千葉大学	医学部附属病院 総合医療教育研修センター	准教授	朝比奈 真由美	専任	asahi-to-yuuhi@faculty.chiba-u.jp
		講師	伊藤 彰一	併任	
		特任助教	Salcedo Daniel	専任	dsalcedo@chiba-u.jp
		特任助教	松本 暢平	専任	yoheimatsumoto@chiba-u.jp
		助教	竹田 勇輔	併任	take-you@hospital.chiba-u.jp
		特任助教	若林 華恵	併任	nanayayacar@yahoo.co.jp
		特任助教	横尾 英孝	併任	h-yokoh@chiba-u.jp
		特任助教	影山 貴弘	併任	t.kageyama@chiba-u.jp
		特任助教	笠井 大	併任	daikasai6075@yahoo.co.jp
		特任助教	柄澤 智史	併任	hakosyuu0128@gmail.com
		特任助教	鎌田 雄	併任	y_kamatea130283@yahoo.co.jp
		特任助教	杉山 淳比古	併任	chinneosyo0624@yahoo.co.jp
		特任助教	高木 亜由美	併任	ayutakagi19@gmail.com
		特任助教	高谷 里依子	併任	rieko_nakajima@yahoo.co.jp
		特任助教	鋪野 紀好	併任	kshikino@gmail.com
		特任助教	塚本 知子	併任	toko@ra3.so-net.ne.jp
		特任助教	神田 真人	併任	mkanda5315@yahoo.co.jp
		特任助教	雑賀 厚至	併任	agiasaiga@gmail.com
		特任助教	長谷川 誠	併任	mkt@hsgw.biz
	医学教育研究室	准教授	朝比奈 真由美	併任	
		講師	伊藤 彰一	専任	sito@faculty.chiba-u.jp
		特任助教	小野寺 みさき	専任	misaki@chiba-u.jp
東京大学	医学教育国際研究センター	センター長, 教授	山岨 達也	併任	tyamasoba-tky@umin.ac.jp
	医学教育学部門	教授	江頭 正人	専任	etomasato@gmail.com
		講師	孫 大輔	専任	sondtky@gmail.com
	医学教育国際協力学部門	講師	大西 弘高	専任	onishi-hirotaka@umin.ac.jp
	医学部附属病院総合研修センター	センター長, 教授	秋下 雅弘	併任	akishita-tky@umin.ac.jp
		副センター長, 教授	江頭 正人	併任	
		講師	木村 光利	専任	KIMURAM-SUR@h.u-tokyo.ac.jp
		助教	山田 奈美恵	専任	namiyamada-tky@umin.ac.jp
	医学部臨床実習・教育支援室	助教	堀田 晶子	専任	s-horita@m.u-tokyo.ac.jp
東京医科歯科大学	統合教育機構	教授	荒木 孝二	専任	k.araki.gend@tmd.ac.jp
		教授	高田 和生	専任	takada.rheu@tmd.ac.jp
		教授	秋田 恵一	専任	akita.fana@tmd.ac.jp
		准教授	金子 英司	専任	eiji.vasc@tmd.ac.jp
		准教授	鶴田 潤	専任	turucie@tmd.ac.jp
		准教授	中川 美奈	専任	mnakagawa.gast@tmd.ac.jp
		講師	山口 久美子	専任	yamaguchi.fana@tmd.ac.jp
		助教	則武 加奈子	併任	noritake.irm@tmd.ac.jp

大学名	ユニット名	役職	氏名	専任/併任	メールアドレス
	医歯学総合研究科 臨床医学教育開発学分野	特任助教	沼 沢 益 行	専任	numasawa.ioe@tmd.ac.jp
		理事，教授	田 中 雄二郎	専任	ytanaka.merd@tmd.ac.jp
		講 師	高 橋 誠	専任	takahashi.merd@tmd.ac.jp
		講 師	岡 田 英理子	専任	eriko.gast@tmd.ac.jp
		特任助教	北 畑 富貴子	併任	fkawgast@tmd.ac.jp
	医学部附属病院 総合教育研修センター	センター長，講師	高 橋 誠	併任	
日本大学	IR・医学教育センター	副センター長，講師	井津井 康 浩	専任	yitsui.gast@tmd.ac.jp
		センター長，教授	藤 田 之 彦	専任	yfujita@med.nihon-u.ac.jp
		准教授	神 山 浩	専任	kanamaru.hiroshi@nihon-u.ac.jp
		准教授	岡 山 吉 道	専任	
		医学英語・准教授	Jego, Eric Hajime	専任	jego.erichajime@nihon-u.ac.jp
		医学英語・助教	高 橋 良 子	専任	takahashi.ryouko19@nihon-u.ac.jp
		助 手	Timothy Williams	専任	williams.timothy@nihon-u.ac.jp
		医学英語・非常勤講師	Thomas James	非常勤	
		非常勤講師	野 田 千ゑ里	非常勤	
		非常勤講師	Sean Bennett	非常勤	
		事務職員	星 野 麻 友	専任	hoshino.mayu@nihon-u.ac.jp
日本医科大学	医学教育センター	センター長，教授	竹 下 俊 行	併任	toshimac@nms.ac.jp
	医学教育支援部門	部門長，教授	横 田 裕 行	併任	
	医学教育研究開発部門	部門長，教授	藤 倉 輝 道	専任	teru-fujik@nms.ac.jp
		特任教授	海 原 純 子	併任	
		客員教授	大 生 定 義	併任	s-ohbu@rikkyo.ac.jp
		客員教授	南 砂	併任	
		准教授	横 堀 将 司	併任	
		講 師	石 川 源	併任	
		助 教	阿 曽 亮 子	専任	aso@nms.ac.jp
		助 教	早 坂 明 哲	専任	yhayasaka@nms.ac.jp
		助 教	井 上 千鹿子	専任	inoue-chicaco@nms.ac.jp
		事務職員	星 野 聡	併任	
		事務職員	齋 藤 直 樹	専任	nao-saito@nms.ac.jp
	IR室	助 教	早 坂 明 哲	併任	
		事務職員	齋 藤 麻 里	併任	
東邦大学	医学教育センター	センター長，教授	廣 井 直 樹	専任	n-hiroi@med.toho-u.ac.jp
		副センター長，准教授	中 村 陽 一	併任	you1@med.toho-u.ac.jp
		副センター長，講師	岸 太 一	専任	ktaichi@med.toho-u.ac.jp
		教 授	佐 藤 二 美	併任	sato23@med.toho-u.ac.jp
		教 授	端 詰 勝 敬	併任	hashi2@med.toho-u.ac.jp
		教 授	吉 田 友 英	併任	tomoe@med.toho-u.ac.jp
		准教授	野 中 泉	専任	izumi.nonaka@med.toho-u.ac.jp
		講 師	小 林 正 明	併任	physimas@med.toho-u.ac.jp
		講 師	土 屋 勇 一	併任	tsuchiya@med.toho-u.ac.jp
		講 師	吉 原 彩	併任	aya.yoshihara@med.toho-u.ac.jp
		助 教	土 井 範 子	専任	kasatori@med.toho-u.ac.jp
		助 教	中 田 亜希子	専任	akiko.nakada@med.toho-u.ac.jp
		助 教	村 上 邦 夫	専任	kunim@med.toho-u.ac.jp
	卒後臨床研修/生涯教育センター	副医学部長，教授	並 木 温	専任	namiki@med.toho-u.ac.jp
		副センター長，助教	原 文 彦	専任	harachov@med.toho-u.ac.jp
	臨床支援室	講 師	松 崎 淳 人	専任	matsuzaki@med.toho-u.ac.jp
東京医科大学	医学教育推進センター	センター長，教授	三 苫 博	専任	mitoma@tokyo-med.ac.jp

大学名	ユニット名	役職	氏名	専任/併任	メールアドレス
		特任教授	山科 章	併任	akyam@tokyo-med.ac.jp
		事務職員	窪田 裕紀	専任	ykubota@tokyo-med.ac.jp
	医学部医学科 社会医学部門 医学教育学分野	准教授	Edward Barroga	専任	efb@tokyo-med.ac.jp
		兼任教授	大滝 純司	併任	jo-tky@umin.ac.jp
		特任教授	荒井 貞夫	併任	
		講師	山崎 由花	専任	yuka28@hawaii.edu
	教育 IR センター	センター長	荒井 貞夫	専任	s-arai@tokyo-med.ac.jp
		助教	菰田 孝行	専任	komoda-t@umin.ac.jp
	卒後臨床研修センター	センター長, 臨床教授	平山 陽示	併任	yoji-md@tokyo-med.ac.jp
		副センター長, 教授	天野 景裕	併任	kamano@tokyo-med.ac.jp
		副センター長, 臨床准教授	清水 顕	併任	entakira@tokyo-med.ac.jp
		副センター長, 講師	土屋 貴愛	併任	tsuchiya@tokyo-med.ac.jp
	大学病院 シミュレーションセンター	センター長, 教授	阿部 幸恵	専任	yukieabe2@gmail.com
		助教	冷水 育	専任	190.coldwater@gmail.com
	医学部医学科 総合診療医学分野	准教授	原田 芳巳	専任	yharada@tokyo-med.ac.jp
東京女子医科大学	医学教育学	教授・講座主任	大久保 由美子	専任	okubo.yumiko@twmu.ac.jp
		准教授	村崎 かがり	併任	mkagari@hij.twmu.ac.jp
		講師	山内 かづ代	専任	yamauchi.kazuyo@twmu.ac.jp
		助教	菅沼 太陽	専任	taiyo@twmu.ac.jp
		助教	久保 沙織	専任	kubo.saori@twmu.ac.jp
東京慈恵会医科大学	教育センター	センター長, 教授	福島 統	専任	med.educ@jikei.ac.jp
		教授	中村 真理子	専任	nakamura@jikei.ac.jp
		講師	岡崎 史子	専任	f-okazaki@jikei.ac.jp
	国際交流センター	センター長, 教授	芦田 ルリ	専任	rrashida@jikei.ac.jp
慶應義塾大学	医学教育統轄センター	センター長, 教授	門川 俊明	専任	monkawa@keio.jp
		教授	平形 道人	専任	mhirakata@a3.keio.jp
		教授	鈴木 秀和	専任	hsuzuki@a6.keio.jp
		専任講師	向井 邦晃	専任	k-mukai@keio.jp
		助教	中島 理加	専任	nakaji@z2.keio.jp
		助教	トーマス ジェームス	専任	james.thomas@a3.keio.jp
		客員教授	天野 隆弘		amanot@iuhw.ac.jp
		客員教授	鹿島 晴雄		kashima.haruo@gray.plala.or.jp
		事務長	屋部 史	併任	fumi.yabe@adst.keio.ac.jp
		技術員	勝田 考信	専任	takanobu.katsuda@adst.keio.ac.jp
昭和大学	教育推進室	特任教授	高木 康	専任	ytakagi@med.showa-u.ac.jp
	医学教育学講座 / 医学教育推進室	教授	木内 祐二	専任	ykiuchi@med.showa-u.ac.jp
		教授	泉 美貴	専任	mikiizumi@med.showa-u.ac.jp
		教授	髙宮 有介	専任	yumesuke@mvb.biglobe.ne.jp
		講師	土屋 洋道	専任	hiromichi@med.showa-u.ac.jp
		講師	土屋 静馬	専任	shizu18@med.showa-u.ac.jp
		講師	Siriratsivawong, Kris	専任	kris.siri@med.showa-u.ac.jp
順天堂大学	医学教育研究室	名誉教授, 客員教授	檀原 高	併任	tdambara@juntendo.ac.jp
		教授	岡田 隆夫	専任	tokada@juntendo.ac.jp
		教授	武田 裕子	専任	yu-takeda@juntendo.ac.jp
		特任教授	奈良 信雄		nnara@jacme.org
		准教授	冨木 裕一	併任	tomiki@juntendo.ac.jp

大学名	ユニット名	役職	氏名	専任/併任	メールアドレス
		准教授	建部 一夫	併任	kempe@juntendo.ac.jp
		先任准教授	鈴木 勉	併任	tsuzuki@juntendo.ac.jp
		准教授	渡邉 マキノ	併任	makinow@juntendo.ac.jp
		非常勤講師	酒井 理恵	併任	riesakai@juntendo.ac.jp
		助教	関根 美和	併任	miwa@juntendo.ac.jp
杏林大学	医学教育学	教授	赤木 美智男	専任	meducat@ks.kyorin-u.ac.jp
		准教授	冨田 泰彦	専任	tomy007@ks.kyorin-u.ac.jp
		准教授	矢島 知治	専任	yajimat@ks.kyorin-u.ac.jp
帝京大学	医学教育センター	センター長，教授	田中 篤	併任	a-tanaka@med.teikyo-u.ac.jp
		副センター長，病院教授	秋山 暢	併任	nobak39@yahoo.co.jp
		病院教授	伊東 ゆたか	併任	yutaka_ito@med.teikyo-u.ac.jp
		病院教授	小野田 恵介	併任	onoda0803@med.teikyo-u.ac.jp
		准教授	金子 一郎	併任	ikaneko324@mac.com
		准教授	高田 眞二	併任	takada-s@med.teikyo-u.ac.jp
		准教授	三浦 文彦	併任	f-miura@med.teikyo-u.ac.jp
		准教授	細野 浩之		
		病院准教授	相磯 光彦	併任	aiso@med.teikyo-u.ac.jp
		病院准教授	菊地 弘敏	併任	hiro-k@med.teikyo-u.ac.jp
		病院准教授	笹森 幸文	併任	ysasa@med.teikyo-u.ac.jp
		病院准教授	野澤 慶次郎	併任	knozawa@med.teikyo-u.ac.jp
		講師	阿部 浩一郎	併任	abe@med.teikyo-u.ac.jp
		講師	時崎 暢	併任	tkzktr@ybb.ne.jp
		講師	豊田 彰史	併任	
		講師	畑中 裕己	併任	y-hata@med.teikyo-u.ac.jp
		講師	吉原 久直		
		助教	金田 渉	併任	kanata@med.teikyo-u.ac.jp
		助教	端山 軍	併任	
		助手	松田 めぐみ	併任	
横浜市立大学	医学教育学教室	主任教授	稲森 正彦	専任	inamorim@yokohama-cu.ac.jp
		講師	飯田 洋	専任	hiro0905@yokohama-cu.ac.jp
	附属病院臨床研修センター	センター長，教授	西巻 滋	専任	shigenis@yokohama-cu.ac.jp
		副センター長，教授	前田 愼	併任	smaeda@yokohama-cu.ac.jp
		副センター長，教授	稲森 正彦	併任	
		副センター長，准教授	日下部 明彦	併任	akihiko@yokohama-cu.ac.jp
		助教	藤田 浩司	専任	kfujita@yokohama-cu.ac.jp
	附属市民総合医療センター臨床教育研修センター	センター長，准教授	平和 伸仁	併任	hirawa@yokohama-cu.ac.jp
		副センター長，准教授	坂田 勝巳	併任	ksakata@yokohama-cu.ac.jp
		副センター長，准教授	齋藤 真理	併任	msclk@yokohama-cu.ac.jp
		副センター長，准教授	岩崎 志穂	併任	shiho@yokohama-cu.ac.jp
北里大学	医学教育研究開発センター医学教育研究部門	准教授	守屋 利佳	専任	rikamori@med.kitasato-u.ac.jp
		助教	千葉 宏毅	専任	chibah@med.kitasato-u.ac.jp
	学習支援研究部門	准教授	小川 元之	専任	motomedu@kitasato-u.ac.jp
聖マリアンナ医科大学	医学教育研究分野	教授	伊野 美幸	専任	m2ino@marianna-u.ac.jp
		客員教授	田中 克之	併任	katsuns@marianna-u.ac.jp
		准教授	松本 伸行	併任	nobu1020@marianna-u.ac.jp
		講師	望月 篤	専任	a2mochi@marianna-u.ac.jp

大学名	ユニット名	役職	氏名	専任/併任	メールアドレス
		講師	東郷 建	併任	togot@marianna-u.ac.jp
		助教	黄 世捷	併任	kou@marianna-u.ac.jp
		特任教授	田嶋ティナ宏子	専任	tina2@gol.com
東海大学	教育計画部	部長, 教授	川田 浩志	併任	kawada.tokai@gmail.com
		次長, 教授	稲垣 豊	併任	yutakai@is.icc.u-tokai.ac.jp
		次長, 教授	浦野 哲哉	併任	urantets@is.icc.u-tokai.ac.jp
		次長, 准教授	中川 儀英	併任	yoshihide@is.icc.u-tokai.ac.jp
		次長, 准教授	新村 文男	併任	fumio@is.icc.u-tokai.ac.jp
		次長, 准教授	福山 直人	併任	fukuyama@is.icc.u-tokai.ac.jp
		次長, 准教授	濱田 昌史	併任	mhamada@is.icc.u-tokai.ac.jp
		次長, 准教授	増田 良太	併任	masudar@is.icc.u-tokai.ac.jp
		次長, 准教授	亀谷 美恵	併任	ky49214@tsc.u-tokai.ac.jp
新潟大学	総合医学教育センター 医学教育推進部門	医学部長, センター長, 教授	牛木 辰男	併任	t-ushiki@med.niigata-u.ac.jp
		副センター長, 教授	鈴木 利哉	専任	toshya@med.niigata-u.ac.jp
		准教授	伊藤 正洋	専任	masahiro@med.niigata-u.ac.jp
		准教授	澁谷 雅子	専任	buyama@adm.niigata-u.ac.jp
		教育支援員	赤石 隆夫	専任	niidaren9869@gmail.com
	総合臨床研修センター	部長, 教授	成田 一衛	併任	naritai@med.niigata-u.ac.jp
		副部長, 病院教授	長谷川 隆志	併任	
	医科総合診療部	病院長, 部長, 教授	鈴木 榮一	専任	eiichi@med.niigata-u.ac.jp
		副部長, 病院教授	長谷川 隆志	専任	htaka@med.niigata-u.ac.jp
		助教	馬場 晃弘	専任	ababa.6215@wing.ocn.ne.jp
	新潟地域医療学講座 地域医療部門	特任教授	井口 清太郎	専任	seita.iguchi@me.com
		特任講師	小川 洋平	専任	yohei_oga@yahoo.co.jp
		特任助教	小泉 健	専任	coix5@yahoo.co.jp
	災害医学・医療人育成部門	特任教授	高橋 昌	専任	masashi@med.niigata-u.ac.jp
		特任助手	堀 健斗	専任	singforever0807kh@yahoo.co.jp
富山大学	医学教育センター	センター長, 教授	北島 勲	併任	kitajima@med.u-toyama.ac.jp
		副センター長, 教授	関根 道和	併任	sekine@med.u-toyama.ac.jp
		副センター長, 准教授	廣川 慎一郎	併任	
		副センター長, 准教授	石木 学	専任	imanaba2005@yahoo.co.jp
		助教	三原 弘	専任	mighty@med.u-toyama.ac.jp
	医学教育学講座	准教授	廣川 慎一郎	専任	hiro1ps@med.u-toyama.ac.jp
	医療人教育室	室長, 准教授	廣川 慎一郎	併任	
		准教授	石木 学	併任	
金沢大学	医学教育研究センター	センター長, 教授	多久和 陽	併任	ytakuwa@med.kanazawa-u.ac.jp
		副センター長, 教授	市村 宏	併任	ichimura@med.kanazawa-u.ac.jp
		准教授	八木 邦公	専任	diabe@med.kanazawa-u.ac.jp
		助教	玉井 利克	専任	t-toshikatsu@m-kanazawa.jp
		助教	原 怜史	専任	satoshihara@staff.kanazawwa--u.ac.jp
金沢医科大学	医学教育学	教授	堀 有行	専任	hori-a@kanazawa-med.ac.jp
		嘱託教授	安田 幸雄	専任	yyasud@kanazawa-med.ac.jp
		講師	黒田 尚宏	専任	kuroda@kanazawa-med.ac.jp
		講師	高村 昭輝	専任	akiteru@kanazawa-med.ac.jp
		事務職員	長田 昌代	専任	masayo@kanazawa-med.ac.jp
	医学教育センター	センター長	堀 有行	併任	
		事務職員	木村 洋輔	併任	kim0709@kanazawa-med.ac.jp
	クリニカルシミュレーションセンター	センター長	安田 幸雄	併任	

大学名	ユニット名	役職	氏名	専任/併任	メールアドレス
		副センター長	高 村 昭 輝	併任	
		課 長	石 丸 章 宏	専任	aki-99@kanazawa-med.ac.jp
		主 任	石 浦 夕 奈	専任	yuna-t@kanazawa-med.ac.jp
福井大学	医学部附属教育支援センター	センター長，副医学部長，教授	安 倍 博	併任	hiroabe@u-fukui.ac.jp
		副センター長，副医学部長，教授	飯 野 哲	併任	iinosa@u-fukui.ac.jp
		副センター長，特任准教授	坂 井 豊 彦	専任	tsakai@u-fukui.ac.jp
		教 授	松 岡 達	併任	smatsuok@u-fukui.ac.jp
		教 授	木 村 浩 彦	併任	kimura@u-fukui.ac.jp
		教 授	石 塚 全	併任	tamotsui@u-fukui.ac.jp
		教 授	山 内 高 弘	併任	tyamauch@u-fukui.ac.jp
		教 授	菊 田 健一郎	併任	kikuta@u-fukui.ac.jp
		副学長，教授	安 田 年 博	併任	tyasuda@u-fukui.ac.jp
		教 授	藤 田 亮 介	併任	rfujita@u-fukui.ac.jp
		教 授	深 澤 有 吾	併任	yugo@u-fukui.ac.jp
		准教授	西 村 高 宏	併任	tanishi@u-fukui.ac.jp
		客員准教授	田 中 雅 人	併任	masat@u-fukui.ac.jp
		講 師	山 村 修	併任	kapi@u-fukui.ac.jp
		特命講師	銭 丸 康 夫	専任	zenimaru@u-fukui.ac.jp
		学務室長	窪 田 真由美	併任	mkubota@u-fukui.ac.jp
		学務室長補佐	百 田 辰 之	併任	momo@u-fukui.ac.jp
		ICT 担当職員	上 坂 秀 樹	併任	huesaka@u-fukui.ac.jp
山梨大学	医学部 臨床教育センター	センター長，病院教授	板 倉 淳	専任	itakura@yamanashi.ac.jp
		副センター長，准教授	本 杉 宇太郎	併任	umotosugi @ yamanashi.ac.jp
	医学部 医学教育センター	特任教授	鈴 木 章 司	専任	ssuzuki@yamanashi.ac.jp
	医学部 臨床教育部	部長，教授	松 田 兼 一	併任	matsudak@yamanashi.ac.jp
信州大学	医学教育センター	センター長，教授	多 田 剛	専任	tadatsu@shinshu-u.ac.jp
		副センター長，講師	森 淳一郎	専任	jimori@shinshu-u.ac.jp
		助 教	清 水 郁 夫	専任	ishimizu@shinshu-u.ac.jp
		助 教	黒 川 由 美	専任	ykurokawa@shinshu-u.ac.jp
岐阜大学	医学教育開発研究センター（MEDC）	センター長，教授	藤 崎 和 彦	専任	kfuji@gifu-u.ac.jp
		教 授	鈴 木 康 之	専任	ysuz@gifu-u.ac.jp
		教 授	丹 羽 雅 之	併任	mniwa@gifu-u.ac.jp
		准教授	西 城 卓 也	専任	saikitak@gifu-u.ac.jp
		併任講師	川 上 ちひろ	専任	uribou@ccn2.aitai.ne.jp
		併任講師	今 福 輪太郎	専任	rimafuku@gifu-u.ac.jp
		助 教	恒 川 幸 司	専任	kojit1979@gmail.com
		教務補佐員	早 川 佳 穂	専任	kahoh@gifu-u.ac.jp
	医学教育企画評価室	室長，教授	鈴 木 康 之	併任	
		教 授	村 上 啓 雄	併任	muranobi@gifu-u.ac.jp
		教 授	塩 入 俊 樹	併任	shioiri@gifu-u.ac.jp
		教 授	藤 崎 和 彦	併任	
		教 授	丹 羽 雅 之	併任	
		准教授	西 城 卓 也	併任	
		併任講師	川 上 ちひろ	併任	
		副室長，併任講師	今 福 輪太郎	併任	
		助 教	恒 川 幸 司	併任	
	医学教育 IR 室	室長，教授	塩 入 俊 樹	併任	

大学名	ユニット名	役職	氏名	専任/併任	メールアドレス
浜松医科大学	教育企画室	副室長，助教	恒 川 幸 司	併任	
		理事，副学長	山 本 清 二	併任	seijiy@hama-med.ac.jp
	医学教育推進センター	センター長，教授	梅 村 和 夫	併任	umemura@hama-med.ac.jp
		准教授	五十嵐 寛	専任	igaiga@hama-med.ac.jp
		事務職員	高 塚 安 恵	併任	yasuet@hama-med.ac.jp
		技術補佐員	小 楠 敏 代	専任	togusu@hama-med.ac.jp
	臨床医学教育学講座	特任助教	外 村 和 也	専任	hokamura@hama-med.ac.jp
名古屋大学	総合医学教育センター	センター長，教授	木 村 宏	併任	hkimura@med.nagoya-u.ac.jp
	卒後臨床研修・キャリア形成支援センター	センター長，教授	清 井 仁	併任	kiyoi@med.nagoya-u.ac.jp
		副センター長，助教	森 瀬 昌 宏	併任	
	クリニカルシミュレーションセンター	センター長，教授	小 寺 泰 弘	併任	ykodera@med.nagoya-u.ac.jp
		副センター長，准教授	藤 原 道 隆	併任	mfuji@med.nagoya-u.acjp
		助教	森 瀬 昌 宏	専任	morisem@med.nagoya-u.ac.jp
	地域医療教育学講座	講師	岡 崎 研太郎	専任	okazaki@med.nagoya-u.ac.jp
		講師	末 松 三 奈	専任	minasue37@med.nagoya-u.ac.jp
		助教	高 橋 徳 幸	専任	nori1007@med.nagoya-u.ac.jp
名古屋市立大学	医学・医療教育学	教授	早 野 順一郎	専任	hayano@med.nagoya-cu.ac.jp
		准教授	小 嶋 雅 代	専任	masayok@med.nagoya-cu.ac.jp
	地域医療教育学	教授	大 原 弘 隆	併任	
		教授	赤 津 裕 康	専任	
		講師	兼 松 孝 好	専任	kanecore@med.nagoya-cu.ac.jp
	地域包括医療学	特任助教	正 木 克由規	専任	kanemac@med.nagoya-cu.ac.jp
	総合研修センター	センター長，教授	明 智 龍 男	併任	
		副センター長，教授	林 祐太郎	併任	
		副センター長，教授	服 部 友 紀	併任	
		副センター長，准教授	高 橋 広 城	併任	
		副センター長，准教授	高 桑 修	併任	
		副センター長，講師	兼 松 孝 好	併任	
		センター長補佐	西 田 絵 美	併任	
藤田保健衛生大学	医学教育企画室	室長，教授	大 槻 眞 嗣	専任	mohtsuki@fujita-hu.ac.jp
		副室長，教授	中 島 昭	併任	anakashi@fujita-hu.ac.jp
		教授	石 原 慎	併任	ishin@fujita-hu.ac.jp
		准教授	飯 塚 成 志	併任	narushi-iizuka@umin.ac.jp
		兼任教員	後 藤 和 恵	併任	kachago@fujita-hu.ac.jp
		事務員	川 松 孝 美	併任	med.edu@fujita-hu.ac.jp
愛知医科大学	医学部附属医学教育センター	センター長，教授	伴 信太郎	専任	ban.nobutarou.688@mail.aichi-med-u.ac.jp
		副センター長，教授	宮 田 靖 志	併任	ymymiyata@gmail.com
		副センター長，教授	早稲田 勝 久	専任	waseda-circ@umin.ac.jp
		教授	奥 村 彰 久	併任	okumura.akihisa.479@mail.aichi-med-u.ac.jp
		講師	川 原 千香子	併任	ckawahara@aichi-med-u.ac.jp
	IR室	講師	佐 藤 麻 紀	専任	msato@aichi-med-u.ac.jp
三重大学	医学・看護学教育センター	センター長，教授	堀 浩 樹	専任	hhori@clin.medic.mie-u.ac.jp
		准教授	櫻 井 洋 至	専任	hirodon@clin.medic.mie-u.ac.jp
		准教授	太 城 康 良	併任	ytashiro@doc.medic.mie-u.ac.jp
		講師	望 木 郁 代	専任	i-mochiki@doc.medic.mie-u.ac.jp

大学名	ユニット名	役職	氏名	専任/併任	メールアドレス
滋賀医科大学	医療人育成教育研究センター	助教	森尾 邦正	専任	knmorio@doc.medic.mie-u.ac.jp
		センター長, 副学長	小笠原 一誠	併任	maruichi@belle.shiga-med.ac.jp
		学部教育部門長, 教授	松浦 博	併任	matuurah@belle.shiga-med.ac.jp
	医師臨床教育センター	センター長, 准教授	川崎 拓	専任	tka@belle.shiga-med.ac.jp
		副センター長, 特任講師	小牧 史明	専任	samyoung@belle.shiga-med.ac.jp
		副センター長, 准教授	木村 文則	併任	kimurafu@belle.shiga-med.ac.jp
		副センター長, 講師	清水 智治	併任	tomoharu@belle.shiga-med.ac.jp
		副センター長, 講師	山本 孝	併任	taka813@belle.shiga-med.ac.jp
		副センター長, 講師	田畑 貴久	併任	ttabata@belle.shiga-med.ac.jp
		副センター長, 講師（学内）	森野 勝太郎	併任	morino@belle.shiga-med.ac.jp
		副センター長, 講師（学内）	稲富 理	併任	
		副センター長, 講師	金崎 雅美	併任	msm@belle.shiga-med.ac.jp
		副センター長, 講師（学内）	金 一暁	併任	kim@belle.shiga-med.ac.jp
		副センター長, 助教	山原 真子	専任	mako204@belle.shiga-med.ac.jp
	臨床教育講座	教授	伊藤 俊之	専任	toshiito@belle.shiga-med.ac.jp
		准教授	辻 喜久	専任	ytsuji@belle.shiga-med.ac.jp
		助教	貝田 佐知子	併任	kaida@belle.shiga-med.ac.jp
		特任助教	山田 千夏	専任	cyamada@belle.shiga-med.ac.jp
		特任助教	山木 照子	専任	tyamaki@belle.shiga-med.ac.jp
京都大学	医学教育推進センター	センター長, 教授	小西 靖彦	専任	konishi.yasuhiko.2z@kyoto-u.ac.jp
		准教授	錦織 宏	専任	hiroshi.nishigori@gmail.com
		助教	宮地 由佳	専任	miyachi.yuka.4r@kyoto-u.ac.jp
		特定助教	柴原 真知子	専任	machi.shiba@gmail.com
		特定助教	及川 沙耶佳	専任	oikawa.sayaka@gmail.com
		特定研究員	谷 昇子	専任	tani.shoko.cat@gmail.com
	附属病院 総合臨床教育・研修センター	センター長, 教授	松田 秀一	併任	
		教授	小西 靖彦	併任	
		特定准教授	伊藤 和史	専任	ito.kazushi.2u@kyoto-u.ac.jp
		助教	内藤 知佐子	専任	naitou@kuhp.kyoto-u.ac.jp
		特定病院助教	藤原 広臨	専任	hirofuji@kuhp.kyoto-u.ac.jp
		特定病院助教	井上 真由美	専任	mayu@kuhp.kyoto-u.ac.jp
京都府立医科大学	大学院総合医療・医学教育学	教授	山脇 正永	専任	myamawaki@koto.kpu-m.ac.jp
		准教授	滋賀 健介	専任	
		助教	十亀 義生	専任	
		助教	入江 仁	専任	
		助教	森 浩子	専任	
	在宅チーム医療推進学	教授	山脇 正永	併任	
		特任助教	横関 恵美	専任	
		特任助教	建部 陽嗣	専任	
		特任助教	山田 恭宏	専任	
		特任助教	権 哲	専任	
	附属病院 総合診療部	部長	山脇 正永	併任	
		講師	阪上 順一	専任	
		講師	山崎 真裕	専任	
	附属病院 初期臨床研修センター	センター長, 教授	北脇 城	併任	

大学名	ユニット名	役職	氏名	専任/併任	メールアドレス
		副センター長, 教授	山 脇 正 永	併任	
		副センター長, 教授	太 田 凡	併任	
		専任教員, 准教授	滋 賀 健 介	併任	
		専任教員, 助教	十 亀 義 生	併任	
		専任教員, 助教	入 江 仁	併任	
		専任教員, 特任助教	横 関 恵 美	併任	
	附属病院北部医療センター 地域医療学	教 授	山 脇 正 永	併任	
		講 師	石 野 秀 岳	専任	
		助 教	横 井 大 祐	専任	
大阪大学	医学科教育センター	准教授	和 佐 勝 史	専任	wasa@pedsurg.med.osaka-u.ac.jp
		助 教	渡 部 健 二	専任	watabe@office.med.osaka-u.ac.jp
	卒後教育開発センター	助 教	赤 坂 憲	併任	akasaka@geriat.med.osaka-u.ac.jp
大阪市立大学	大学院医学研究科 総合医学教育学	教 授	首 藤 太 一	専任	shutou@med.osaka-cu.ac.jp
		准教授	森 村 美 奈	専任	m-mina@med.osaka-cu.ac.jp
		准教授	竹 本 恭 彦	専任	m2625696@med.osaka-cu.ac.jp
		講 師	栩 野 吉 弘	専任	m1152721@med.osaka-cu.ac.jp
		講 師	鎌 田 紀 子	専任	
		講 師	豊 田 宏 光	専任	
大阪医科大学	教育センター	センター長, 教授	河 田 了	併任	oto034@osaka-med.ac.jp
		副教育センター長, 専門教授	寺 﨑 文 生	専任	in3012@osaka-med.ac.jp
		副教育センター長, 専門教授	林 道 廣	併任	sur083@osaka-med.ac.jp
		副教育センター長, 専門教授	中 野 隆 史	併任	tnakano@osaka-med.ac.jp
		副教育センター長, 専門教授	岡 田 仁 克	併任	
		副教育センター長, 専門教授	西 村 保一郎	併任	mat001@art.osaka-med.ac.jp
関西医科大学	教務委員会	教務部長, 教授	野 村 昌 作	併任	nomurash@hirakata.kmu.ac.jp
	医学教育センター	学 長	友 田 幸 一	併任	tomodak@hirakata.kmu.ac.jp
		学長特命教授, センター長	西 屋 克 己	専任	nishiyak@hirakata.kmu.ac.jp
		助 教	唐 牛 祐 輔	専任	karoujiy@hirakata.kmu.ac.jp
近畿大学	総合医学教育研修センター	副センター長, 教授	三 井 良 之	専任	mitsui@med.kindai.ac.jp
		副センター長, 准教授	平 野 豊	併任	hirano@med.kindai.ac.jp
神戸大学	医学教育学	特命教授	河 野 誠 司	専任	sjkawano@med.kobe-u.ac.jp
	総合臨床教育センター	センター長, 特命教授	河 野 誠 司	併任	
		副センター長, 教授	真 庭 謙 昌	併任	maniwa@med.kobe-u.ac.jp
		副センター長, 教授	伊 藤 智 雄	併任	tomitoh@med.kobe-u.ac.jp
		副センター長, 准教授	坂 口 一 彦	併任	kzhkskgc@med.kobe-u.ac.jp
		特定助教	木 村 真 希	専任	koyanagi@med.kobe-u.ac.jp
兵庫医科大学	医学教育センター	センター長, 教授	成 瀬 均	専任	
		准教授	今 西 宏 安	専任	ima-h@hyo-med.ac.jp
		講 師	小 濱 華 子	専任	hkohama@hyo-med.ac.jp
	医療人育成研修センター	センター長, 主任教授	鈴 木 敬一郎	併任	suzuki@hyo-med.ac.jp
		卒後研修室長, 准教授	平 野 公 通	専任	shirano@hyo-med.ac.jp
		准教授	髙 橋 敬 子	併任	keiko@hyo-med.ac.jp

大学名	ユニット名	役職	氏名	専任/併任	メールアドレス
奈良県立医科大学	教育開発センター	センター長, 学長	細井 祐司	併任	
		副センター長, 医学部長	車谷 典男	併任	
		教 授	藤本 眞一	専任	sfujimot@naramed-u.ac.jp
		教 授	飯田 順三	併任	
		教 授	赤井 靖宏	併任	yakai@naramed-u.ac.jp
		教育教授	石指 宏通	併任	ishizashi-hi@r5.dion.ne.jp
		病院教授	藤本 隆	併任	
		病院教授	神野 正敏	併任	
		准教授	奥田 眞紀子	併任	
		講 師	須崎 庸恵	併任	
		講 師	水野 麗子	併任	
		講 師	山名 香奈美	併任	
		助 教	粕田 承吾	併任	
		助 教	阿部 龍一	併任	
		助 教	佐竹 陽子	併任	
和歌山県立医科大学	教育研究開発センター	センター長, 教授	村田 顕也	専任	kemurata@wakayama-med.ac.jp
		特別顧問	羽野 卓三	併任	hanotaku@wakayama-med.ac.jp
		助 教	森 めぐみ	併任	m-mori@wakayama-med.ac.jp
鳥取大学	社会医学講座 医学教育学分野	准教授	中野 俊也	専任	nakano@med.tottori-u.ac.jp
		講 師	祝部 大輔	専任	
		助 教	高橋 洋一	専任	ytakahashi@med.tottori-u.ac.jp
		特命助教	角南 なおみ	専任	sunami@med.tottori-u.ac.jp
		特命助教	三好 雅之	専任	m.miyoshi@med.tottori-u.ac.jp
	医学教育総合センター	センター長, 教授	廣岡 保明	併任	
	医学教育支援部	部長, 教授	中村 廣繁	併任	hnaka@med.tottori-u.ac.jp
	学部教育支援室	室長, 教授	海藤 俊行	併任	kaidoh@med.tottori-u.ac.jp
		准教授	中野 俊也	併任	
		助 教	高橋 洋一	併任	
		特命助教	角南 なおみ	併任	
		特命助教	三好 雅之	併任	
	大学院教育支援室	室長, 教授	渡邊 達生	併任	watanabe@med.tottori-u.ac.jp
		講 師	祝部 大輔	併任	
	臨床研修支援部	部長, 教授	山本 一博	併任	ykazuhiro@med.tottori-u.ac.jp
	卒後臨床研修センター	センター長, 教授	永島 英樹	併任	hidekin@med.tottori-u.ac.jp
	初期臨床研修部門	副センター長, 准教授	山田 七子	専任	nayamada@med.tottori-u.ac.jp
	専門教育研修部門	副センター長, 教授	井岸 正	専任	
	医療スタッフ研修センター	センター長, 教授	山本 一博	併任	
		副センター長, 教授	深田 美香	併任	mikafkd@med.tottori-u.ac.jp
	認定看護師育成支援室	室長, 教授	深田 美香	併任	
	在宅医療推進支援室	室長, 教授	花木 啓一	併任	hanaki@tottori-u.ac.jp
	鳥取県地域医療支援センター	特命教授	福本 宗嗣	専任	fukumoto@med.tottori-u.ac.jp
	シミュレーションセンター	センター長, 教授	中村 廣繁	併任	
		副センター長, 准教授	中野 俊也	併任	
		特命助教	三好 雅之	併任	
	総合メディア基盤センター	教 授	井上 仁	専任	masashi@med.tottori-u.ac.jp

大学名	ユニット名	役職	氏名	専任/併任	メールアドレス
島根大学	医学部教育企画開発室	室長，教授	紫 藤 治	併任	
		副室長，教授	森 田 栄 伸	併任	
		副室長，教授	内 田 宏 美	併任	
		教 授	熊 倉 俊 一	併任	kumakura@med.shimane-u.ac.jp
岡山大学	医療教育統合開発センター	副センター長	万 代 康 弘	専任	720mandai@gmail.com
		助 教	三 好 智 子	専任	tmiyoshi@md.okayama-u.ac.jp
	医学教育リノベーションセンター	センター長，教授	松 川 昭 博	併任	amatsu@md.okayama-u.ac.jp
		准教授	山 根 正 修	専任	myamane@pc5.so-net.ne.jp
川崎医科大学	自己点検・評価委員会	学 長	福 永 仁 夫	併任	dean@med.kawasaki-m.ac.jp
		委員長，教授	栗 林 太	併任	kuri-f@med.kawasaki-m.ac.jp
		副委員長，教授	宮 本 修	併任	mosamu@med.kawasaki-m.ac.jp
		副委員長，准教授	宮 原 勅 治	併任	t.miyahara@med.kawasaki-m.ac.jp
		副委員長，講師	秋 山 祐 治	併任	yuji.akiyama@med.kawasaki-m.ac.jp
		教 授	眞 部 紀 明	併任	cda40950@hkg.odn.ne.jp
		事務職員	石 川 基 江	専任	hyokajb@med.kawasaki-m.ac.jp
	IR室	室長，教授	森 谷 卓 也	併任	tmoriya@med.kawasaki-m.ac.jp
		副室長，教授	金 籐 秀 明	併任	kaneto@med.kawasaki-m.ac.jp
		副室長，教授	塩 田 充	併任	mshiota@med.kawasaki-m.ac.jp
		教 授	石 原 克 彦	併任	ishihara-im@med.kawasaki-m.ac.jp
		教 授	松 田 純 子	併任	matsujun@med.kawasaki-m.ac.jp
		教 授	加 藤 勝 也	併任	kato-rad@med.kawasaki-m.ac.jp
		学長付特任教授	伏 谷 建 造	専任	kfushita@bcc.kawasaki-m.ac.jp
		准教授	辻 修 平	併任	tsuji@med.kawasaki-m.ac.jp
		准教授	秋 山 隆	併任	mozart@med.kawasaki-m.ac.jp
		事務職員	清 水 康 子	専任	y-shimizu@med.kawasaki-m.ac.jp
	教務委員会	委員長，教務担当副学長，教授	砂 田 芳 秀	併任	ysunada@med.kawasaki-m.ac.jp
		副委員長，教授	和 田 秀 穂	併任	hideho@med.kawasaki-m.ac.jp
		教 授	毛 利 聡	併任	smohri@med.kawasaki-m.ac.jp
		教 授	泰 山 浩 司	併任	yasuyama@med.kawasaki-m.ac.jp
		教 授	瀧 川 奈義夫	併任	ntakigaw@med.kawasaki-m.ac.jp
		教 授	樋 田 一 徳	併任	toida@med.kawasaki-m.ac.jp
		教 授	守 田 吉 孝	併任	moritara@gmail.com
		教 授	宇 野 昌 明	併任	muno@med.kawasaki-m.ac.jp
		教 授	佐々木 環	併任	tsasaki@med.kawasaki-m.ac.jp
		教 授	岡 本 安 雄	併任	linakura@med.kawasaki-m.ac.jp
		学長付特任教授	増 田 清 士	併任	kiyoshim@med.kawasaki-m.ac.jp
		准教授	楠 裕 明	併任	kusunoki@med.kawasaki-m.ac.jp
		教務課係長	足 立 季 久	専任	t.adachi@med.kawasaki-m.ac.jp
	医学教育センター	副主任	堀 真 弓	専任	mec@med.kawasaki-m.ac.jp
広島大学	医学部附属 医学教育センター	センター長，教授	安 達 伸 生	併任	nadachi@hiroshima-u.ac.jp
		副センター長，准教授	松 下 毅 彦	専任	tmatsushita@hiroshima-u.ac.jp
		助 教	服 部 稔	専任	m-hattori@hiroshima-u.ac.jp
山口大学	医学教育学講座	教 授	白 澤 文 吾	専任	shirabun@yamaguchi-u.ac.jp
		准教授	桂 春 作	専任	shunsaku@yamaguchi-u.ac.jp
		講 師	久 永 拓 郎	専任	t-hisa01@yamaguchi-u.ac.jp
		助 教	西 本 新	専任	anishimo@yamaguchi-u.ac.jp
	医学部附属医学教育センター	センター長，教授	白 澤 文 吾	併任	

大学名	ユニット名	役職	氏名	専任/併任	メールアドレス
		副センター長，教授	藤 宮 龍 也	併任	fujimiya@yamaguchi-u.ac.jp
		副センター長，准教授	桂 春 作	併任	
		教務部委員長，教授	美津島 大	併任	mitsu@yamaguchi-u.ac.jp
徳島大学	医療教育学分野	教 授	赤 池 雅 史	専任	akaike.masashi@tokushima-u.ac.jp
		准教授	吾 妻 雅 彦	専任	azuma.masahiko.1@tokuhsima-u.ac.jp
	医療教育開発センター	センター長，教授	赤 池 雅 史	併任	
		副センター長，教授	岩 田 貴	兼任	
		副センター長，准教授	吾 妻 雅 彦	併任	
		特任助教	長 宗 雅 美	専任	nagamune.masami@tokushima-u.ac.jp
	医学部教育支援センター	センター長，教授	西 村 明 儒	併任	ncc1701abcde@basic.med.tokushima-u.ac.jp
		副センター長，教授	赤 池 雅 史	併任	
		副センター長，特任准教授	三 笠 洋 明	専任	hiro@basic.med.tokushima-u.ac.jp
	教養教育院医療基盤教育分野	教 授	岩 田 貴	専任	tiwata@tokushima-u.ac.jp
	総合診療医学分野	特任教授	谷 憲 治	専任	
香川大学	医学部医学教育学講座	教 授	岡 田 宏 基	専任	okadaedu@med.kagawa-u.ac.jp
		准教授	坂 東 修 二	専任	sbandoh@med.kagawa-u.ac.jp
		教務職員	住 谷 和 則	専任	sumitani@med.kagawa-u.ac.jp
	医学部教育センター	センター長，教授	岡 田 宏 基	併任	
		副センター長，准教授	坂 東 修 二	併任	
	医学部附属病院卒後臨床研修センター	センター長，准教授	松 原 修 司	専任	mshuzi@med.kagawa-u.ac.jp
	医学部附属病院地域医療教育支援センター	センター長，准教授	松 原 修 司	併任	
		特命助教	松 下 有希子	専任	
	臨床教育研修支援部	部長，教授	横 井 英 人	併任	
		副部長，准教授	松 原 修 司	併任	
愛媛大学	医学部総合医学教育センター	センター長，教授	小 林 直 人	専任	naoto@m.ehime-u.ac.jp
		助 教	山 脇 孝	専任	yamawaki@m.ehime-u.ac.jp
高知大学	医学教育創造・推進室	室長，教授	高 田 淳	専任	jun905@estate.ocn.ne.jp
		准教授	藤 田 博 一	専任	fujitah@kochi-u.ac.jp
		副室長，講師	野 田 智 洋	専任	
		事務補佐	徳 廣 倫 子		
	医学教育部門	教 授	関 安 孝	専任	sekiyasu@kochi-u.ac.jp
	臨床技能研修部門	部門長，教授	瀬 尾 宏 美	併任	
		事務補佐	山 崎 聡 子		sohko.mac@me.com
産業医科大学	医学教育改革推進センター	センター長，特任教授	浦 野 元	専任	urano@med.uoeh-u.ac.jp
		副センター長，医学教育担当教員，准教授	山 本 幸 代	専任	y-yuki@med.uoeh-u.ac.jp
		教務課長	西 村 宏	併任	gardener@pub.uoeh-u.ac.jp
		教務課長代理	久 保 貴 子	併任	takako@pub.uoeh-u.ac.jp
		教務第1係長	濱 田 薫	併任	kahamada@pub.uoeh-u.ac.jp
		事務職員	早 苗 昭 徳	専任	asanae@pub.uoeh-u.ac.jp
九州大学	医学教育学講座	教 授	新 納 宏 昭	専任	hniiro@med.kyushu-u.ac.jp
		講 師	菊 川 誠	専任	mkiku@edu.med.kyushu-u.ac.jp
	医療系統合教育研究センター	センター長，医学研究院保健学部門教授	佐々木 雅 之	併任	msasaki@hs.med.kyushu-u.ac.jp

大学名	ユニット名	役職	氏名	専任/併任	メールアドレス
		副センター長,医学研究院教授	田口 智章	併任	taguchi@med.kyushu-u.ac.jp
		副センター長,歯学研究院教授	築山 能大	併任	tsuki@dent.kyushu-u.ac.jp
		副センター長,薬学研究院教授	植田 正	併任	ueda@phar.kyushu-u.ac.jp
		医学研究院教授	新納 宏昭	併任	
		医学研究院准教授	貝沼 茂三郎	併任	
		医学研究院講師	菊川 誠	併任	
		歯学研究院教授	高橋 一郎	併任	takahashi@dent.kyushu-u.ac.jp
		薬学研究院准講師	小林 大介	併任	dkobayas@phw.med.kyushu-u.ac.jp
		医学研究院保健学部門講師	丸山 マサ美	併任	masami@med.kyushu-u.ac.jp
		医学研究院,保健学部門講師	田代 洋行	併任	htashiro@hs.med.kyushu-u.ac.jp
		生体防御医学研究所教授	大川 恭行	併任	yohkawa@bioreg.kyushu-u.ac.jp
		病院臨床教育研修センター長	新納 宏昭	併任	
		病院看護部長	濱田 正美	併任	m-hama@nurse.med.kyushu-u.ac.jp
		医系学部等事務部,学務課長補佐	田中 紀代美	併任	ijgsien@jimu.kyushu-u.ac.jp
		事務補佐員	渡部 美紀	専任	wm6186@edu.med.kyushu-u.ac.jp
		技術補佐員	伊東 こずえ	専任	kozuei@med.kyushu-u.ac.jp
		技術補佐員	小谷 富貴子	専任	f_kotani@edu.med.kyushu-u.ac.jp
	地域医療教育ユニット	准教授	貝沼 茂三郎	専任	kainuma@genmedpr.med.kyushu-u.ac.jp
佐賀大学	医学教育開発センター医療教育部門	教授	小田 康友	専任	oday@cc.saga-u.ac.jp
		准教授	江村 正	併任	
		准教授	吉田 和代	併任	
	医学部附属病院 卒後臨床研修センター	副センター長,准教授	江村 正	専任	emura@cc.saga-u.ac.jp
		准教授	吉田 和代	専任	yoshidak@cc.saga-u.ac.jp
福岡大学	医学教育推進講座	教授	安元 佐和	専任	yasumosw@fukuoka-u.ac.jp
		准教授	八尋 英二	専任	eyahiro@fukuoka-u.ac.jp
	教育計画部	教授	出石 宗仁	専任	ideishim@fukuoka-u.ac.jp
	大学病院 卒後臨床研修センター	講師	河村 彰	専任	akirak@minf.med.fukuoka-u.ac.jp
久留米大学	医学教育研究センター	センター長,教授	安達 洋祐	専任	adachi@med.kurume-u.ac.jp
		准教授	柏木 孝仁	専任	takahito@med.kurume-u.ac.jp
		准教授	山田 圭	専任	yamada_kei@kurume-u.ac.jp
長崎大学	先端医育センター	センター長,教授	安武 亨	専任	toru@nagasaki-u.ac.jp
		副センター長,准教授	田中 邦彦	専任	kunny-ta@nagasaki-u.ac.jp
		助教	浦田 芳重	専任	urata@nagasaki-u.ac.jp
		助教	江川 亜希子	専任	aegawa@nagasaki-u.ac.jp
		助教	北山 素	専任	mokitayama@yahoo.co.jp
		事務補佐員	安永 智子	専任	yasunaga0923@nagasaki-u.ac.jp
		事務補佐員	原口 あゆみ	専任	a.hrgch@nagasaki-u.ac.jp
	大学病院医療教育開発センター	センター長,教授	濱田 久之	専任	kaihatu@ml.nagasaki-u.ac.jp
	（救急医療教育室）	外来・救急医療教育室長,教授	長谷 敦子	専任	kaihatu@ml.nagasaki-u.ac.jp
		准教授	小畑 陽子	専任	kaihatu@ml.nagasaki-u.ac.jp
		助教	松島 加代子	専任	kaihatu@ml.nagasaki-u.ac.jp
		助教	梅田 雅孝	専任	kaihatu@ml.nagasaki-u.ac.jp

大学名	ユニット名	役職	氏名	専任/併任	メールアドレス
	地域包括ケア教育センター	センター長，教授	永田　康浩	専任	ynagata1961@nagasaki-u.ac.jp
		事務職員	平尾　加奈子	専任	kanako-h@nagasaki-u.ac.jp
熊本大学	生命科学研究部附属臨床医学教育研究センター	准教授	古川　昇	専任	n-furu@gpo.kumamoto-u.ac.jp
		特任助教	松下　正輝	専任	matsushita@fc.kuh.kumamoto-u.ac.jp
	診療実践医学教育分野	特任准教授	谷口　純一	専任	tanijun@mac.com
大分大学	医学教育センター	センター長，教務委員長，教授	北野　敬明	併任	tkitano@med.oita-u.ac.jp
		教授	中川　幹子	専任	mikinak@oita-u.ac.jp
		特任教授	横井　功	専任	yokoiisa@med.oita-u.ac.jp
		助教	塩田　星児	専任	sshiota@oita-u.ac.jp
		助教	山本　恭子	専任	kyoko-yamamoto@oita-u.ac.jp
	地域医療学センター	副センター長，教授	宮崎　英士	専任	eishida@oita-u.ac.jp
	卒後臨床研修センター	准教授	水上　一弘	専任	mizkaz0809@oita-u.ac.jp
宮崎大学	医療人育成支援センター　臨床医学教育部門	教授	小松　弘幸	専任	hiroyuki_komatsu@med.miyazaki-u.ac.jp
		講師	安倍　弘生	専任	hiroo_abe@med.miyazaki-u.ac.jp
		助教	舩元　太郎	専任	taro_funamoto@med.miyazaki-u.ac.jp
		助教	宮内　俊一	専任	shunichi_miyauchi@med.miyazaki-u.ac.jp
		助教	長野　健彦	専任	takehiko_nagano@med.miyazaki-u.ac.jp
		非常勤	林　克裕	併任	k.hayashi@hyuga.saiseikai.or.jp
	看護実践教育部門	講師	山本　恵美子	専任	emiko_yamamoto@med.miyazaki-u.ac.jp
		助教	加藤　沙弥佳	専任	skato@med.miyazaki-u.ac.jp
		助教	釋迦野　陽子	専任	yoko_shakano@med.miyazaki-u.ac.jp
	医療シミュレーション教育統括部門	事務	舟橋　美保子	専任	miyumiri@med.miyazaki-u.ac.jp
鹿児島大学	医歯学総合研究科医歯学教育開発センター	センター長，教授	田川　まさみ	専任	masami@m3.kufm.kagoshima-u.ac.jp
		助教	渡辺　正樹	専任	maswata@m.kufm.kagoshima-u.ac.jp
	鹿児島大学病院　総合臨床研修センター	特例教授	加治　建	専任	tatu@m2.kufm.kagoshima-u.ac.jp
		特任助教	山田　和歌	専任	waka1128@m2.kufm.kagoshima-u.ac.jp
琉球大学	医学部附属病院　地域医療部	部長，教授	新崎　章	併任	arasaki@med.u-ryukyu.ac.jp
		助教	武村　克哉	専任	ktakemura-circ@umin.ac.jp
		客員教授	崎原　永作	併任	eisaku.sakihara@gmail.com
		事務補佐員	宮平　栄理子	専任	
	医学部附属病院　総合臨床研修・教育センター	センター長，病院長，教授	藤田　次郎	併任	sotsugo@to.jim.u-ryukyu.ac.jp
		キャリア形成支援センター長，教授	大屋　祐輔	併任	ohya@med.u-ryukyu.ac.jp
		臨床研修センター長，教授	垣花　学	併任	mnb-shk@med.u-ryukyu.ac.jp
	医学部医学教育企画室	室長，教授	山本　秀幸	併任	hideyuki@med.u-ryukyu.ac.jp
		医学部長，教授	石田　肇	併任	ishidaha@med.u-ryukyu.ac.jp
		医学科長，教授	高山　千利	併任	takachan@med.u-ryukyu.ac.jp
		准教授	屋良　さとみ	専任	f040621@med.u-ryukyu.ac.jp
		講師	名嘉地　めぐみ	専任	megumi@med.u-ryukyu.ac.jp
		事務員	比嘉　みさき	専任	igkykikaku@to.jim.u-ryukyu.ac.jp
	おきなわクリニカルシミュレーションセンター	センター長，教授	大屋　祐輔	併任	
		副センター長，教授	齋藤　誠一	併任	ssaito@med.u-ryukyu.ac.jp
		副センター長，教授	新崎　章	併任	

大学名	ユニット名	役職	氏名	専任/併任	メールアドレス
		副センター長，教授	垣花　　学	併任	
		特命教授	小宮一郎	専任	i-komiya@med.u-ryukyu.ac.jp
		准教授	奥村耕一郎	併任	okumura@med.u-ryukyu.ac.jp
		助教	又吉哲太郎	併任	b987741@eve.u-ryukyu.ac.jp
		看護師	知名智子	専任	okinawa.sim.center@gmail.com
		看護師	原永賀子	専任	okinawa.sim.center@gmail.com

第19期日本医学教育学会　第7回理事会議事録

日　　時：平成30年1月9日（火）14：00〜17：00
場　　所：アルカディア市ヶ谷
出席者：鈴木理事長，小西・福島両副理事長，伴監
　　　　事，泉・和泉・大滝・岡崎・神代・椎橋・清
　　　　水・首藤・瀬尾・高橋・田川・武田・田中・
　　　　平形・藤崎・藤本・村岡各理事，吉岡顧問，
　　　　大久保幹事，相馬第49回大会実行委員長，
　　　　岡田第50回大会事務局長，山脇第51回大会
　　　　実行委員長
欠席者：北村・野村・宮田各理事，木下監事

　議事に先立ち，鈴木理事長から新年の挨拶があり，今年は19期から20期に移行すること，第50回医学教育学会大会が行われること，1969年創立の本学会の50周年記念シンポジウムを開催することが述べられた．

議　事：
1. 協議事項
1）篠原出版新社との出版契約（通常号）について（資料2）

　資料に基づき，篠原出版新社との出版契約（通常号）の内容について協議が行われ，承認された．ただし，学会誌編集委員会から篠原出版新社の仕事ぶりに不満が上がっており，来年以降の契約を結ぶかどうかについては半年ほど様子を見て理事会に報告の上，協議することとした．

2）委員会費規則の改定について（資料3）

　配布資料に基づき，前回理事会で議論した委員会費規則の改定について，文言を修正したことが報告され，承認された．

3）委員会，理事会開催費用に関する申し合わせの改定について（資料4）

　配布資料に基づき，前回理事会で議論した委員会，理事会開催費用に関する申し合わせの改定について，文言を修正したことが報告され，承認された．

4）他学会総会における医学教育学会ブース展示について（資料5）

　配布資料に基づき，将来構想に関する若手ワーキンググループから，本学会が持っている教育リソースを提供する機会として，他学会の総会で本学会のブース展示をしてはどうかと提案がなされ，協議の結果，承認された．まずはパイロット的に他学会総会でブース展示し，反響について確認の上，再度検討することとした．

5）学会大会でのCOI開示について（資料6）

　配布資料に基づき，大会事務局から問い合わせがあった大会でのCOI開示について，事前申告が必要か，対象者は主題演者と一般演者両方か，共同演者まで開示対象とするか，研究者個人にCOI情報を持たせた単一の共通IDを設けて，発表時にIDを登録してそれぞれの学会での発表時に手間をかけないための策をとったらどうかといったことについて協議された．第50回大会でのCOI開示方法については前回第49回大会と同様とすることとし，各論点については継続審議とした．

6）インターナショナル・セッションの事務取扱について（資料7）

　配布資料に基づき，大会時に行うインターナショナル・セッションの事務取扱（抄録募集，ビザ発行，招聘状発行等）について，どこが主管として担当をするかについて確認がされた．以前は国際化委員会の業務として行われていたが，数も増えて業務が増えてきたため，インターナショナル・セッションの事務取扱については大会校が行うこととし，また，大会についての申し合わせ事項の箇所を「インターナショナル・セッションへの国外からの参加者（外国人）に対しては，発表者の参加費は徴収し，懇親会費を免除する．」に改定することとした．

7）優秀演題の表彰について

　過去に行っていた，大会時に座長推薦による優秀演題を復活させてはどうかと提案がなされた．優秀演題を設けていた時は論文数が少なかったため，投稿を促進するための措置として行われており，投稿数は増え編集業務が多忙になったが，論文の質という点については充分ではなかったと過去の経緯が説明された．協議の結果，今年度についてはインターナショナル・セッションでの表彰以外の優秀演題は設けないこととした．

8) 第52回大会主催施設について（資料12）

配布資料に基づき，平成32年に開催する第52回大会の主催施設に鹿児島大学から立候補があった旨の報告がされ，鹿児島大学が第52回大会主催候補施設として承認された．

9) その他

前回議事録案（資料1）が承認された．

2. 報告事項

1) 庶務報告（資料8）

平成29年11月までの会員動向について報告があった．11月末の会員数は個人会員2,515名，学生会員126名，機関会員311機関，賛助会員20社，名誉会員53名，特別会員4名である．

2) 会計報告（資料9）

平成29年6月1日から12月15日までの収支が報告された．収入が52,575,087円，支出が24,639,931円である．WEB会議システムの導入により，旅費の削減が進んでいると報告され，必要な委員会ではWEB会議システムのサポートも行うので，活用してほしいと呼びかけがされた．

3) 第49回大会の報告について（資料9-2）

配布資料に基づき，相馬大会実行委員から，第49回大会の収支について報告が行われた．収支差額1,499,602円の黒字であり，本部に返金予定である．なお，第49回大会で委員会主催のシンポジウムで予定していたものが委員会主催ではなく別のシンポジウムであり，その経費については大会校負担になったという事例が報告された．今後はプログラムが固まった段階で委員会なのか大会なのか明確にするステップを設けることとした．

4) 各種委員会報告（資料10）

1) 学会誌編集委員会

2017年の投稿論文数は67件であり，昨年71件であったのに対し減少した．67件の内，34件が研究に関する論文であり，採択率は決まった部分のみで35％で，昨年の29％に対して上がった．不採択になった論文に関しては，研究への意欲を下げない為に次につながるようなアドバイスや掲示板への投稿を促していると報告された．

2) 学会広報・情報基盤開発委員会（資料10-1）

配布資料に基づき，以下の点について報告された．

1. 学会概要について

内容を認めてもらってはいるが，もうしばらく作成に時間が掛かると報告された．

2. 医学教育白書2018版について

入稿状況は残り16編で，今月中には原稿を集める予定である．また，50周年企画として関係団体に寄稿を依頼している．

3. 日本版MedEdPORTALについて

MedEdPORTALが2017年9月に「リポジトリ」から「Journal」に変わったと報告があり，MedEdPORTALの在り方について会員へのアンケートを実施し，その結果を50回大会のパネルディスカッションで議論する予定である．

3) 学会国際化委員会（資料10-5）

配布資料に基づき，以下の点について報告がされた．

1. 日韓招請講演

・KSMEからの招聘講師が決定し，日本からの派遣講師は現在検討中である．

2. 国際ミニシンポジウムについて

・委員会で新たな企画として考えている．

3. 医療プロフェッショナルワークショップガイドの改訂について

・アウトカム基盤型医学教育の流れに合致しない内容も出てきたため，改定を予定している．

・改訂に向けてのロードマップを卒後・専門教育委員会と合同で進める．

4) 医学教育専門家・業績FD委員会（資料10-2）

配布資料に基づき，例年通り12月3日から第44回医学教育者のためのワークショップを開催し，参加者は病欠で40名予定が39名だったこと，5月5日から第3回一般教養・基礎社会医学系教員のためのカリキュラムプランニングワークショップを開催予定であり，HP上でアナウンスを開始していることが報告された．

また，専門家制度について，12月2日に第1回正式制度面接審査＆最終総括審査会議が開催され，合格者2名（朝比奈真由美，渡邊卓哉），再提出者2名（1月に再提出）であり，全体の認定審査の進行状況は最終（2017年度）暫定制度審査　合格37

名，再提出者 26 名（1 月に再提出），最終暫定制度＆第 1 回正式制度の再提出者のポートフォリオ評価を 1 月 2 月で実施し，4 月 13 日に再提出者の面接＆総括審査会議を予定している.

なお，専門家制度のコースワーク申請資格の学会員歴 3 年を引き下げる方向で規約を検討中で，4 月理事会で制度要綱を提出予定である.

5）教育研究・利益相反委員会（資料 10-3）

配布資料に基づき，教育研究については，東京大学の Yoon Soo Park 先生の講演会を教育研究・利益相反委員会と学習者評価委員会と東京大学との共同で 2 月 4 日に開催予定である.

また，利益相反については，利益相反管理指針を作成中であり，4 月の理事会で提案を予定していると報告された.

6）学習者評価委員会

8 月の大会で文部科学省の方に共通テストについてのシステム変更について講演を予定していると報告された.

7）プロフェッショナリズム・行動科学委員会（資料 10-4）

配布資料に基づき，12 月 24 日に行動科学教育に関するコンセンサス会議を外部有識者を招聘して開催し，1）行動医学の定義，2）行動科学の定義，3）行動医学と行動科学の関係性，4）社会医学の定義，5）社会科学の定義，6）社会医学と社会科学の関係性，7）行動科学と社会科学の関係性，8）これら 4 者の関係図について議論し，プロダクトは委員会報告として医学教育に投稿を予定していると報告された.

また，3 月 25 日にプロフェッショナリズムに関するシンポジウムを京都で開催する予定である.

8）卒前教育委員会（資料 10-6）

配布資料に基づき，12 月 20 日に委員会を開催し，アクティブラーニングの編集作業を進めており，学会 HP 上に掲載予定であると報告された.

9）卒後・専門教育委員会（資料 10-7）

配布資料に基づき，医療プロフェッショナルワークショップガイドの改訂に向けての活動として，2 年以内を目途に提案をして進めていく予定であると報告された．また，第 50 回日本医学教育学会大会へのシンポジウムとして医師育成のための臨床研修

の在り方～32 年度の見直しに向けて～を開催予定であると報告された．なお，研修医 OSCE に関しては厚労科研になるような内容に変更することも検討を行うこととした.

10）生涯・キャリア教育委員会

50 回大会において，研修医や学生に対して興味を持ってもらうために，キャリア相談ブースを設ける予定であり，また委員会主催のシンポジウムを開催予定であると報告された.

11）地域医療教育委員会

地域医療協議会と一緒に教科書作りを進めていること，50 回大会で委員会主催シンポジウムを開催予定であると報告された.

12）教育の一貫性委員会

生涯教育として臨床研修で培った能力をどうやって維持したり，アップデートするかという日本医師会との話し合いを持ち，現在日本医師会からの返事待ちの状態で，返事が来てから委員会を開催予定であると報告された.

5）第 50 回大会の進捗状況について（資料 11）

配布資料に基づき，田中大会実行委員長および岡田大会事務局長から，演題募集のスケジュールやプログラムについて報告がされた．今回は抄録アプリを導入する予定である．第 50 回大会は平成 30 年 8 月 3 日（金），4 日（土）に東京医科歯科大学で開催予定である.

6）50 周年記念シンポジウムについて（資料 11-2）

配布資料に基づき，平成 30 年 8 月 5 日（日）に東京医科歯科大学で行う 50 周年記念シンポジウムのプログラムについて説明がなされた.

7）第 51 回大会の進捗状況について

山脇大会実行委員長から，進捗状況について報告がされた．第 51 回大会は平成 31 年 7 月 26 日（金），27 日（土）に歴彩館，稲盛記念会館で開催予定である.

8）後援等の基準について（資料 13）

配布資料に基づき，前回理事会で協議した内容についての文言を整理したと報告された.

9）その他

・医学教育振興財団主催の第 29 回医学教育指導者フォーラムが 7 月 25 日に東京慈恵会医科大学で開催されると報告された.

・WebEX の使用状況について確認された.

・清水理事より，2019年4月に開催される第30回日本医学会総会2019中部で行うセッションにおいて，各地域の医師会宛に属している年齢や人数等のアンケート調査を実施する予定であると報告された．
・岐阜大学のMEDセンターの客員教授でカナダのマギル大学から，ジョイス・ピカリング先生が5月13日から6月3日まで来日すると報告された．

次回の理事会は4月13日（金）14時〜17時に開催する．

（記録　大久保由美子）

機関会員・賛助会員一覧

　日本医学教育学会は1969年に設立され，半世紀にわたる歩みを続けてまいりました．本学会は日本医学会分科会として，大学教員・研修指導者など2600名余の個人会員と，多数の機関会員・賛助会員に支えられて，教育を通じて医学の進歩と医療の改善を推進すべく努力を重ねています．機関会員は82医学部・医科大学をはじめとして合計311機関にご参加いただき，また賛助会員として21組織にご協力いただいております．ここに現在までの機関会員と賛助会員のご芳名を記して，敬意と感謝の意を表します．

（一社）日本医学教育学会

理事長　鈴木康之

学会誌編集委員長　武田裕子

機関会員（大学・病院等地区ブロック別）

（医科大学）

北海道・東北ブロック

北海道大学大学院医学研究科・医学部
（35巻5号）
札幌医科大学（15巻5号）
旭川医科大学（11巻3号）
弘前大学医学部（35巻6号）
岩手医科大学（13巻3号）
東北大学医学部（20巻1号）
東北医科薬科大学医学部
秋田大学医学部（10巻5号）
山形大学医学部（20巻6号）
福島県立医科大学（19巻6号）

関東ブロック

筑波大学医学専門学群（23巻3号）
自治医科大学（14巻2号）
獨協医科大学（18巻5号）
群馬大学医学部
埼玉医科大学（17巻5号）
防衛医科大学校（12巻5号）
千葉大学医学部（39巻5号）
国際医療福祉大学医学部
東京大学大学院医学系研究科・医学部
　　同　　医科学研究所附属病院
東京医科歯科大学医学部（36巻4号）

日本大学医学部（11巻6号）
日本医科大学（19巻5号）
東邦大学医学部（36巻3号）
東京医科大学（16巻5号）
東京女子医科大学（10巻4号）
　　同　　東医療センター
東京慈恵会医科大学（13巻5号）
慶應義塾大学医学部（22巻1号）
昭和大学医学部（19巻4号）
順天堂大学医学部（13巻1号）
杏林大学医学部（18巻2号）
帝京大学医学部（28巻5号）
横浜市立大学医学部（15巻6号）
北里大学医学部（14巻6号）
聖マリアンナ医科大学（10巻6号）
東海大学医学部（21巻6号）
山梨大学医学部（18巻4号）
新潟大学医学部（15巻4号）
信州大学医学部（21巻2号）

東海・北陸ブロック

富山大学医学部（20巻3号）
金沢大学医学部（12巻4号）
金沢医科大学（28巻3号）
福井大学医学部（29巻6号）
岐阜大学医学部（17巻6号）
浜松医科大学（11巻1号）
名古屋大学医学部（36巻5号）

名古屋市立大学医学部（36 巻 6 号）
藤田保健衛生大学医学部（16 巻 2 号）
愛知医科大学（17 巻 3 号）
三重大学医学部（29 巻 3 号）

近畿ブロック

滋賀医科大学（13 巻 4 号）
京都大学大学院医学研究科・医学部
（14 巻 5 号）
京都府立医科大学（28 巻 5 号）
大阪大学医学部（19 巻 1 号）
大阪市立大学医学部（29 巻 1 号）
大阪医科大学（14 巻 1 号）
関西医科大学（15 巻 2 号）
近畿大学医学部（21 巻 4 号）
神戸大学医学部
兵庫医科大学（11 巻 2 号）
奈良県立医科大学（30 巻 2 号）
和歌山県立医科大学（39 巻 5 号）

中国・四国ブロック

鳥取大学医学部（16 巻 3 号）
島根大学医学部（18 巻 3 号）
岡山大学医学部（37 巻 5 号）
川崎医科大学医学部（12 巻 6 号）
広島大学医学部（21 巻 3 号）
山口大学医学部（20 巻 4 号）
徳島大学医学部（37 巻 6 号）
香川大学医学部
愛媛大学医学部（38 巻 2 号）
高知大学医学部（38 巻 3 号）

九州・沖縄ブロック

九州大学大学院医学研究院（12 巻 3 号）
産業医科大学（12 巻 1 号）
佐賀大学医学部（34 巻 1 号）
福岡大学医学部（14 巻 3 号）
久留米大学医学部（11 巻 4 号）
長崎大学医学部（18 巻 1 号）
熊本大学医学部（18 巻 6 号）
大分大学医学部（38 巻 4 号）
宮崎大学医学部
鹿児島大学医学部（39 巻 1 号）
琉球大学医学部

（歯科大学）

東京歯科大学
日本歯科大学
朝日大学歯学部

（その他）

青森保健生活協同組合

津軽保健生活協同組合
艮陵協議会
茨城県立医療大学
東北大学医学部教室員会
敬心学園日本リハビリテーション専門学校
岐阜大学医学部医学教育開発研究センター
(社)臨床心臓病学教育研究会

（病　院）

北海道・東北ブロック

市立札幌病院（35 巻 5 号）
JA 北海道厚生連札幌厚生病院
JA 北海道厚生連旭川厚生病院
勤医協中央病院（36 巻 2 号）
(医)渓仁会手稲渓仁会病院（36 巻 3 号）
(医)徳洲会札幌徳洲会病院（42 巻 1 号）
JA 北海道厚生連帯広厚生病院（36 巻 5 号）
砂川市立病院
社会福祉法人北海道社会事業協会小樽病院
市立稚内病院
名寄市立総合病院
JA 北海道厚生連　遠軽厚生病院
市立函館病院
函館厚生院函館五稜郭病院
十和田市立中央病院
岩手県立中央病院
岩手県立中部病院
岩手県立磐井病院
秋田県厚生農業協同組合連合会秋田組合総合
病院
平鹿総合病院（29 巻 2 号）
(特医)明和会中通総合病院
山形県立中央病院（14 巻 1 号）
山形市立病院済生館（37 巻 4 号）
公立置賜総合病院
石巻赤十字病院
(公財)宮城厚生協会　坂総合病院
いわき市立総合磐城共立病院（37 巻 6 号）
(財)竹田綜合病院（38 巻 1 号）
公立岩瀬病院
脳神経疾患研究所附属総合南東北病院
大原記念財団大原綜合病院
星総合病院

関東ブロック

国立病院機構水戸医療センター（38 巻 2 号）
(株)日立製作所日立総合病院（38 巻 3 号）
茨城県立中央病院
総合病院土浦協同病院（38 巻 5 号）
JA とりで総合医療センター（39 巻 5 号）

機関会員・賛助会員一覧 263

筑波学園病院（39巻4号）
(医)社団常仁会牛久愛和総合病院(39巻5号)
なめがた地域総合病院
茨城西南医療センター病院
水戸済生会総合病院
筑波記念病院
総合病院水戸協同病院
足利赤十字病院
栃木県済生会宇都宮病院
自治医科大学附属病院
前橋赤十字病院（39巻4号）
伊勢崎市民病院
富士重工業健康保険組合　太田記念病院
さいたま市立病院
済生会川口総合病院
越谷市立病院
埼玉協同病院
みさと健和病院
上尾中央総合病院
社会医療法人社団新都市医療研究会［関越］
会関越病院
労働者健康福祉機構千葉労災病院
千葉県がんセンター
船橋市立医療センター（42巻3号）
国保旭中央病院
成田赤十字病院
東葛病院
国保直営総合病院君津中央病院
国立国際医療研究センター
国立病院機構東京医療センター
国立病院機構災害医療センター
労働者健康福祉機構東京労災病院(40巻1号)
NTT東日本関東病院（22巻2号）
日本赤十字社医療センター
大森赤十字病院
武蔵野赤十字病院（10巻6号）
東京都済生会中央病院（16巻4号）
東京都立多摩総合医療センター
JCHO東京新宿メディカルセンター(11巻2号)
(医)財団健貢会総合東京病院
国家公務員共済組合連合会虎の門病院
国家公務員共済組合連合会立川病院
（12巻3号）
(医)社団健生会立川相互病院（40巻1号）
聖路加国際病院（19巻2号）
(社福)三井記念病院
(一財)自警会東京警察病院
慶應義塾大学病院
(医)財団河北総合病院（29巻3号）

東京都健康長寿医療センター
公立阿伎留医療センター
労働者健康安全機構横浜労災病院
川崎市立川崎病院（10巻6号）
国家公務員共済組合連合会横浜南共済病院
（29巻4号）
横浜市立みなと赤十字病院
日本鋼管病院
湘南藤沢徳洲会病院
(医)社団愛心会湘南鎌倉総合病院
横須賀市立うわまち病院
昭和大学横浜市北部病院
国家公務員共済組合連合会平塚共済病院
社会医療法人財団互恵会大船中央病院
地域医療機能推進機構　横浜保土ヶ谷中央病院
国家公務員共済組合連合会　横須賀共済病院

中部ブロック

新潟県立がんセンター新潟病院
新潟市民病院（42巻1号）
済生会新潟第二病院
長岡中央綜合病院
新潟勤労者医療協会下越病院
石川勤労者医療協会城北病院
飯田市立病院
北信総合病院（29巻4号）
組合立諏訪中央病院
(社)厚生会木沢記念病院
高山赤十字病院（29巻5号）
総合病院中津川市民病院
松波総合病院
岐阜市民病院
静岡済生会総合病院（19巻3号）
(社福)聖隷福祉事業団総合病院聖隷浜松病院
（39巻5号）
総合病院聖隷三方原病院
焼津市立総合病院
藤枝市立総合病院
静岡市立静岡病院
伊東市民病院
静岡県立総合病院
国立病院機構名古屋医療センター(42巻4号)
名古屋第一赤十字病院（15巻3号）
名古屋第二赤十字病院（11巻1号）
名古屋掖済会病院
地域医療機能推進機構中京病院（29巻5号）
愛知県厚生連安城更生病院（30巻1号）
名古屋記念病院（39巻6号）
(医)豊田会刈谷豊田総合病院
総合大雄会病院

みなと医療生活協同組合協立総合病院
南生協病院
西尾市民病院
公立陶生病院
JA 愛知厚生連知多厚生病院
愛知県厚生農業協同組合連合会豊田厚生病院
尾張健友会　千秋病院

近畿ブロック

松阪市民病院（35 巻 5 号）
鈴鹿中央総合病院（35 巻 6 号）
伊勢赤十字病院（36 巻 2 号）
市立四日市病院（36 巻 3 号）
三重県立総合医療センター
大津市民病院
大津赤十字病院
(医)医仁会武田総合病院（36 巻 5 号）
京都第一赤十字病院
京都第二赤十字病院（17 巻 2 号）
洛和会音羽病院（37 巻 1 号）
京都岡本記念病院
京都民医連中央病院
国立病院機構大阪医療センター（37 巻 4 号）
地域医療機能推進機構大阪病院（38 巻 2 号）
大阪赤十字病院
大阪府立病院機構大阪府立急性期・総合医療
センター
(財)住友病院（38 巻 3 号）
(医)愛仁会高槻病院
在日本南プレスビテリアンミッション淀川キ
リスト教病院（38 巻 6 号）
医療法人仙養会北摂総合病院
社会医療法人清恵会清恵会病院
市立ひらかた病院
千船病院
耳原総合病院
神戸市立医療センター中央市民病院
（11 巻 3 号）
公立学校共済組合近畿中央病院（39 巻 4 号）
加古川東市民病院
姫路赤十字病院
三田市民病院
(医)沖縄徳洲会　神戸徳洲会病院
尼崎医療生協病院
兵庫県立柏原病院
(財)天理よろづ相談所病院（11 巻 6 号）
(医)健生会土庫病院
日本赤十字社和歌山医療センター
南和歌山医療センター

中国・四国ブロック

鳥取市立病院
松江赤十字病院
(財)倉敷中央病院（40 巻 1 号）
国立病院機構呉医療センター・中国がんセン
ター
県立広島病院
(医)あかね会土谷総合病院
広島共立病院
宇部興産株式会社中央病院
山口県立総合医療センター（14 巻 5 号）
地域医療機能推進機構徳山中央病院
徳島県立中央病院（42 巻 3 号）
徳島赤十字病院
労働者健康福祉機構香川労災病院
香川県立中央病院
三豊総合病院
国立病院機構四国こどもとおとなの医療セン
ター
高松赤十字病院
愛媛県立中央病院
松山赤十字病院（30 巻 2 号）
(一財)積善会十全総合病院
(社)恩賜財団　済生会松山病院
(社)石川記念会　HITO 病院
(医)近森会近森病院

九州・沖縄ブロック

国立病院機構九州医療センター（30 巻 6 号）
福岡赤十字病院（15 巻 4 号）
地域医療機能推進機構九州病院（11 巻 5 号）
社会保険小倉記念病院（42 巻 2 号）
健和会大手町病院
聖マリア病院（12 巻 2 号）
(医)天神会古賀病院 21
(医)徳洲会福岡徳洲会病院（39 巻 4 号）
飯塚病院（40 巻 1 号）
(社)天神会　新古賀病院
国立病院機構嬉野医療センター
国立病院機構長崎医療センター
長崎市立病院機構長崎みなとメディカルセン
ター市民病院
(医)健友会上戸町病院
長崎県上五島病院
(社)恩賜財団　済生会熊本病院
総合病院鹿児島生協病院
沖縄県立中部病院（42 巻 2 号）
(医)かりゆし会ハートライフ病院
(社)友愛会豊見城中央病院

賛助会員 （ABC 順）

(株)医学書院
(公財)医療研修推進財団
医歯薬出版(株)
(株)学研メディカル秀潤社
日本漢方医学教育振興財団
(株)京都科学
(株)メディカル情報センター
(株)メタ・コーポレーション・ジャパン
(株)南江堂
日本医師会
日本ライトサービス(株)

(株)日経ラジオ社
ノバルティスファーマ(株)
ピアソン VUE(ナショナル・コンピュータ・
システムズ・ジャパン(株))
レールダルメディカルジャパン(株)
サクラ精機(株)
(株)篠原出版新社
(株)TERADA. LENON
東京メディカルスクール株式会社
(株)ツムラ

(2018 年 4 月 30 日現在. （　）内は「医学教育」
機関会員のページに紹介記事掲載巻号を示す)

SPD 読本
―SPDの定義・実際・将来―

監修：一般社団法人 日本医療製品物流管理協議会

本書は、SPD業務を実施しているSPD業者の視点から記述している。「わかりにくい」、「むずかしい」と言われるSPDを、日常業務の参考のためにやさしく説明しており、医療製品の物流管理への正確な理解と共通認識を持つための最適な「読物」である。

第Ⅰ編 SPDとは何か
　1章　SPDとは
　2章　委託業務としてのSPD
　3章　物流管理システム

第Ⅱ編 SPD導入でなにが変わるか
　1章　標準コードと医療安全・
　　　　トレーサビリティ
　2章　手術室におけるSPD
　3章　SPD導入の効果
　4章　データ分析と経営支援
　5章　備蓄在庫と災害時対策

第Ⅲ編 SPDの実際と将来像
　1章　SPD実施病院事例と
　　　　標準コードの活用
　2章　SPDの将来像
　3章　共同購入

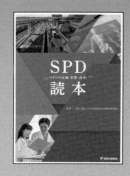

2018年3月発行　B5判　192ページ
定価：本体 2,750 円＋税　ISBN：978-4-88412-500-4

篠原出版新社　〒113-0034 東京都文京区湯島2-4-9 MDビル3F　TEL:03-3816-8356(営業)　FAX:03-3816-5314
E-mail　info@shinoharashinsha.co.jp　http://www.shinoharashinsha.co.jp

投稿について

　2012年1月1日より本学会誌への投稿はオンライン投稿に移行いたしました．また，本学会では，「利益相反に関する指針」を2012年4月19日より，「研究倫理指針」については2012年7月26日より施行する旨を，ホームページにて掲載しております．投稿に際しては，上記指針をご参考の上，ご投稿をお願い申し上げます．

　日本医学教育学会
編集委員会

投稿規程
（2012年1月1日施行）
（2014年4月25日一部改訂）

Ⅰ．「医学教育」の目的
Ⅱ．投稿資格
Ⅲ．投稿に際しての注意
Ⅳ．投稿および掲載区分
Ⅴ．倫理的配慮・著作権等
Ⅵ．執筆要項
Ⅶ．査読要項
Ⅷ．英文投稿規程

Ⅰ．「医学教育」の目的
　本誌は日本医学教育学会の会誌であり，医学教育だけでなく，歯学教育，看護学教育，薬学教育など広く医療人の育成に関する研究ならびに本学会の活動を含めた情報交換に資することを目的とする．本誌は国際的なピアレビュー誌であり，年7回発行し，そのうち1号は学会抄録集とする．

Ⅱ．投稿資格
　論文および記事の投稿資格は以下である．
①　筆頭著者は，本学会の個人会員，または学生会員に限る．
②　共著者は，上記①または機関会員・賛助会員である機関の所属者とする．
③　ただし，特集・招待論文，掲示板の記事および編集委員会委員長（委員長）もしくは担当編集委員が依頼するものはこの限りではない．

Ⅲ．投稿に際しての注意
　本誌に掲載される論文等は，本誌の目的に沿い，倫理的配慮がなされていなくてはならない．日本語もしくは英語で作成されたもののみ受け付ける．既発表のもの，および他紙で査読中のものは受け付けない．発表に関する倫理と作成の手順については，原則的に"Recommendations for the Conduct, Reporting, Editing, and Publication of Scholarly Work in Medical Journals"（http://www.icmje.org/recommendations/）に従う．投稿規程に則していない論文等は受け付けずに著者に返却する．著者は修正のうえ再投稿しなければならない．
　論文等の投稿はオンラインのみで受付ける．投稿手順は http://www.editorialmanager.com/mededjapan/ に示す．Generic rich text format（RTF），Microsoft

Word for text, または JPEG, GIF, TIFF, EPS, PNG, Microsoft PowerPoint, Excel for graphics 等のソフトによるリッチテキスト形式で作成されたもののみ受付ける．オンライン投稿が実行できない場合は，編集部に連絡する（篠原出版新社；Email:igakyou@shinohar-ashinsha.co.jp）．
　本誌に掲載される論文等は，原著・教育実践研究・総説・短報・掲示板・特集・招待論文・委員会報告である．これらのうち，特集・招待論文は委員長もしくは担当編集委員から依頼を受けた著者が寄稿する．投稿の際，著者は原著・教育実践研究・総説・短報・掲示板の1つを選び，それぞれの書式に従って作成するものとする．掲載区分は，編集委員会で決定する．
　査読：掲載されるすべての論文等は，査読を経て編集委員会で採否を決定する．査読・出版過程は原則的に "Recommendations for the Conduct, Reporting, Editing, and Publication of Scholarly Work in Medical Journals"（http://www.icmje.org/recommendations/）に準じる．
　2012年に受付した論文等の採択率は72.1%であり，2013年は63.4%となっている（2014年4月1日現在）．

Ⅳ．投稿及び掲載区分
1）原　著
　妥当なリサーチクエスチョンが明確で，科学的研究手法に基づくものであり，新たな知見を提供する論文である．教育研究では，量的研究だけでなく質的研究も重要であると本誌は考える．量的研究には測定方法と分析方法とが明確な，横断的および縦断的研究が含まれ，質的研究には新たな仮説・知見を示唆する根拠となる質的なエビデンスの集積が含まれる．
　要旨は300字までである．本文は背景・方法・結果・考察から構成され，3,000〜8,000字程度とする．表または図は5個以内，参考文献は30編以内が望ましい．

2）教育実践研究
　教育実践に基づく記述的研究論文である．独創的教育法の実践，従来の知見の実証，国外における教育方法の導入事例などが相当する．単なる事例報告ではなく量的あるいは質的な評価・検証を行った研究論文で

あることが要件となる.

要旨は 300 字までである. 本文は，背景・方法・結果・考察から構成され，3,000〜6,000 字程度とする. 表または図は 5 個以内，引用文献は 30 編以内が望ましい.

3) 総 説
著者自身およびその他の複数の論文，エビデンスを根拠にする事象の解説・紹介，新たな概念の提示の論文である.

論文の構成は，自由である. 要旨は 300 字までである. 本文は 3,000〜8,000 字程度とする. 表または図は 5 個以内，参考文献は 50 編以内が望ましい.

4) 短 報
限られた知見，少数のエビデンスに基づく読者に有用な論文である.

論文の構成は，自由である. 要旨は 300 字まで，本文は 3,000 字までとする. 表または図は 2 個以内，引用文献は 10 編以内が望ましい.

5) 特集・招待論文
委員長もしくは担当編集委員が取りまとめた論文集および単一の論文（招待論文）である.

構成，字数，図表の数，参考文献数は委員長もしくは担当編集委員が指定する. 要旨は 300 字までである. ただし，担当編集委員が指定した場合はこの限りでない.

6) 委員会報告
医学教育学会の各種委員会からの公式な報告を各種委員会委員長の承認のもとに掲載する. 表題・委員会名・記事からなる. 構成は自由である. 要旨は 300 字までである. 本文は 3,000〜4,000 字程度とする. なお，当該委員会の委員は脚注に氏名と所属機関名を入れる（和文および英文）. 当該委員会以外の協力者を掲載する場合は，脚注に協力者と明記し，氏名，所属機関名（和文および英文）を入れる.

7) 掲示板
意見・アナウンスメント・ニューズ・書評・文献紹介を記事として掲載する. 形式は自由で 1,600 字以内とする. 投稿資格は定めない. 採否は委員長が決定する.
- ・意見（本誌に掲載された論文等に対する意見，感想. 医療者教育に関する意見. その他，医学教育学会に関する意見など）
- ・アナウンスメント（医療者教育および高等教育に関する学会，研究会，研修会などの開催予定のアナウンスメント）
- ・ニューズ（医学教育関連の学会，委員会，官公庁からの速報性，重要性のある事項）
- ・書評（最近出版された医学教育関連の単行本の書評）
- ・文献紹介（国内外で発表された論文で，医学教育

に役立つと思われるもの）など

8) 英文論文（English manuscript）
The Medical Education Japan accepts manuscript written in English. There are 7 categories that English papers are published. Instructions to authors submitting English papers are given in Ⅷ.

Ⅴ. 倫理的配慮・著作権等
1) 著 者
"Recommendations for the Conduct, Reporting, Editing, and Publication of Scholarly Work in Medical Journals"（http://www.icmje.org/recommendations/）の推奨に準じて，全ての著者は以下の条件に該当する者であることが求められる.
- (1) 研究デザインの作成，データ収集またはデータの解析と解釈に実際に携わっていること，
- (2) 論文の草稿の記述または批判的修正を加えていること，
- (3) 出版される論文の最終稿を確認し了承していること，

2) 利益相反
特定団体との利益相反については，著者が責任をもってその旨を明示しなければならない. これは，企業，官公庁，NGO，学会の依頼による研究，費用を負担・補助を受けた研究などを意味する. 利益相反に関する最新の本学会のポリシー（http://jsme.umin. ac.jp/jsme_coi_120419.pdf）を参照し，オンライン投稿の手続きに従って開示し，さらに告示に明示しなければならない.

3) 謝 辞
謝辞は，本文末尾に「告示」として示す.

また，組織内倫理委員会承認番号，および COI の開示を行う.

4) 研究対象に対する倫理的配慮
個人を対象とする研究などにおいては，倫理・個人情報について適切な配慮がなされ，組織内倫理委員会等で研究計画の倫理性の評価がなされたことを明示しなくてはならない. 研究に際しての倫理的配慮については，最新の本学会の研究倫理ポリシー（http://jsme. umin.ac.jp/jsme_research_ethics_120419.pdf）を遵守する.

5) 重複投稿の禁止
編集委員会が認める特別な例外を除き，本誌に投稿された論文等はその採否が決定するまで国内・国外を問わず他誌に投稿することはできない. また，他誌に投稿中のものは受付けない. 重複投稿を本誌が発見したときは，その旨他誌に通告する.

6) 著作権
掲載されるすべての論文等の著作権は本学会に帰属

する．論文等の著者は，すべての共著者から著作権の帰属について了解を得なければならない．著作権は論文等を編集委員会で受け付けた時から本学会に帰属する．査読などの結果，本誌が論文等を受理しない決定がなされたときは，その時点で本学会は著作権を放棄し，同時に著作権は自動的に著者に返還されるものとする．

本学会は，掲載される論文等の全体もしくは図表などの一部を本学会が認めたネットワーク媒体，その他の媒体で任意の言語で掲載，出版（電子出版を含む）することができる．

VI. 執筆要項

論文作成の手順については，"Recommendations for the Conduct, Reporting, Editing, and Publication of Scholarly Work in Medical Journals"（http://www.icmje.org/recommendations/）に従う．

1) 原稿は，新仮名遣い，口語体，常用漢字による日本語または英語で簡潔に執筆し，英語の場合は行間は2行（ダブルスペース）とする．
2) 本文中，専門的な略語を使用する際は，初出時に正式名を書き，それに続いて略語を括弧内に示す．
3) 「掲示板」以外のIV. で示したすべての論文等は以下の規定に従うものとする．
   (1) 1ページ目を表紙とし，以下を記載する：①論文題名，②全著者名，③全著者の所属名（著書名と対応する所属名に *1, *2……を付す），④コレスポンディングオーサーおよび別刷請求先の著者氏名，住所，電話番号，Fax番号，E-mailアドレス，⑤25字以内の日本語ランニングタイトル，⑥5個以内の日本語キーワード，⑦研究費，⑧字数，⑨図表の個数を記載する．上記①～⑥に対応する英文をあわせて記載する．英語論文題名は30 words以内，英語ランニングタイトルは8 words以内とする．日本語論文の場合は，①～④の英文を付記する．
   倫理的配慮，利益相反，謝辞についても記載する．
   (2) 2ページ目には，日本語および英文の要旨を記載する．要旨はIMRAD（Introduction, Method, Results, and Discussion）の形式に従い，背景，方法，結果，考察の小見出しをつけて記載する．日本語の要旨の文字数はIV. にしたがい，英語の要旨は250 words以内で記載する．
   (3) 3ページ目以降は，それぞれの区分に従って本文を記入する．
   (4) 引用文献はIV. に示された数に従い，文献番号は引用順にして，本文中の引用箇所に肩番号をつけて記載する．記載方法は医学中央雑誌または"Recommendations for the Conduct, Reporting, Editing, and Publication of Scholarly Work in Medical Journals"（http://www.nlm.nih.gov/bsd/uniform_requirements.html）の形式に準ずる．以下に例を示す．著者が7名以上の場合，第1著者から第6著者までを記載し，第7

著者以下を「等」と省略して記載する．

[雑誌]
雑誌の省略名は医学中央雑誌またはMEDLINEに用いられるIndex Medicus styleとする．
著者名（3名まで）. 標題. 誌名　発行年；巻：ページ－ページ.

[例]
- 伴信太郎, 津田　司, 田坂佳千, 葛西龍樹, 佐々木宏起, 涌波　満・他. 学生実習に対する患者の受け止め方の検討. 医教育 1994; **25**: 35-42.
- Gonnella JS, Hojat M, Erdmann JB, et al. What have we learned, and where do we go from here? *Acad Med* 1993; **68**: 79-87.
- The Cardiac Society of Australia and New Zealand. Clinical exercise stress testing. Safety and performance guidelines. *Med J Aust* 1996; **164**: 282-4.

[書籍]
著者名. 標題. 書名（編者あるいは著者名）, 発行所, 発行地, 発行年, ページ－ページ.

[例]
- 吉岡昭正. 教員と学生. 医学教育の原理と進め方, 医学教育マニュアル1（日本医学教育学会編）, 篠原出版新社, 東京, 1978, p.1-13.
- Ringsven MK, Bond D. Gerontology and leadership skills for nurses. 2nd ed., Delmar Publishiers, Albany, 1996.
- Philips SJ, Whisnant JP. Hypertension and stroke. In：Laragh JH, Brenner BM, editors. Hypertension：pathophysiology, diagnosis, and management. 2nd ed., Raven Press, New York, 1995, p.456-78.

[インターネット]
- Webpage
Berners-Lee T. Information management: a proposal. March 1989, URL：http://www.w3.org/history/1989/proposal.html（accessed 10 March 1999）.
- Online journal article
Morse SS. Factors in the emergence of infectious diseases. Emerg Infec Dis [serial online] 1995 Jan-Mar [cited 1996 Jun 5]；1 (1)：[24 screens]. Available from：URL：http://www.cdc.gov/ncidod/EID/eid.htm.

[その他]
- Newspaper article
Lee G. Hospitalizations tied to ozone pollution: study estimates 50,000 admissions annually. The Washington Post 1996 Jun 21; Sect. A; 3（col. 5）.

   (5) 他の文献より文章・図・表などを引用する場合は，あらかじめ著作権者の了解を得る必要があり，その際には，出典（著者名，書名，＜雑誌名＞，発行年，ページ，発行所）を引用箇所に明示する．
   (6) 図，表，写真には図表番号，タイトルおよび説明文をつけ，1枚ずつ別紙に作成する．図表のスタイル及び挿入箇所は編集委員会で調整す

る．図表の作成は "Recommendations for the Conduct, Reporting, Editing, and Publication of Scholarly Work in Medical Journals"（http://www.icmje.org/recommendations/）に従う．

(7) 用字，用語などは編集委員会で修正する場合がある．

(8) 受理された論文等の英文の校閲は，編集委員会が指定する者に依頼する．校閲内容に疑義を生じた場合，著者は校正時に訂正を申し出ることができる．

(9) 校正は，初校のみ著者校正とし，再校以後は編集部に一任するものとする．

4) 掲載料金ならびに別刷

刷り上がり4ページまでは掲載無料とし，超過分は1ページ当たり20,000円とする．また，30部まで無料で別刷を作成する．有料別刷は50部単位で編集部に申し込むこととする．

Ⅶ． 査読要項

1) 対象となる論文等

すべての論文等が，査読の対象となる．

2) 論文採否決定の過程

(1) 投稿を受け付けた論文等については，委員長が担当編集委員1名を指名する．

(2) 論文等の初回投稿時に，委員長あるいは担当編集委員が論文の概要と内容を検討し，投稿規程にあわないもの，内容が本誌の目的と異なるものについては一旦返却または不採用にする．このときにコメントの提示および投稿区分の変更を提案することがある．

(3) 担当編集委員は，2名の外部査読者を医学教育学会会員から選び査読を依頼する．ただし，担当編集委員が必要とした場合には，学会会員以外の査読者を指定できる．なお，特集，招待論文，委員会報告，掲示板に投稿されたものは編集委員会内で査読を実施する．

(4) 査読者は4週間以内に査読を行う．6週間を超えた場合，担当編集委員は，その査読者の判定を待たずに調整あるいは編集委員会での検討，もしくはもう1名の査読者を指名することができる．6週までに査読結果を通知しなかった査読者の査読結果は考慮しない．

(5) 担当編集委員は，査読者の判定を参考に内容の調整・修正を著者に依頼する．2名の査読者の判定が大きく異なる場合等，必要に応じて3人目の査読者を依頼する．再査読は2回までとし，総計3回の著者への調整・修正が行われた後は，編集委員会で採否を決定する．それ以上の査読は実施しない．

(6) 2名の査読者がともに不採用と判定した場合は，査読を中止し編集委員会に報告する．

(7) 編集委員会は，著者に内容の再調整・修正を依頼することができる．この場合，再調整・修正は1回のみで次の編集委員会で採否を改めて検討する．なお，これには，編集部が著者に依頼

する校正・追加などは含まない．

(8) 論文等の採否は編集委員会で審議し，決定する．

(9) 不採用となった論文等について疑義がある場合，著者は委員長に文書により照会することができる．この場合，委員長は，担当編集委員を1ないし2名増やし検討することができる．また，新たな査読者を1ないし2名指名することができる．疑義照会による再査読は新規の投稿論文として扱う．2回不採用となった論文等の投稿は受付けない．

(10) 委員長は採否の決定を5カ月以内に行うように努力する．

Ⅷ． 英文投稿規程 （Instructions for English manuscript submission）

1) Manuscripts submitted to *Medical Education Japan*

Medical Education Japan is the official journal of the Japanese Society for Medical Education. *Medical Education Japan* aims to provide new ideas, research, reviews, and other information of benefit to scholars, teachers, administrators, health professionals, and students in medical education and other types of health care education.

Although the primary language of *Medical Education Japan* is Japanese, English papers are also welcomed for publication. Manuscripts submitted to *Medical Education Japan* should be original, not be under consideration for publication in any other journal, and should comply with the research ethical guidelines, which are available at http://jsme.umin.ac.jp/ (in Japanese only). The manuscript should fall into 1 of the following 7 categories and adhere to the format given below. The manuscript should be prepared according to "Recommendations for the Conduct, Reporting, Editing, and Publication of Scholarly Work in Medical Journals" (http://www.icmje.org/recommendations/).

2) Categories of English manuscript

In general, the manuscripts published in the journal fall into 7 categories: (1) original research papers, (2) practice articles, (3) review articles, (4) short reports, (5) special topics and invited papers, (6) committee reports, and (7) Bulletin Board. Submitted manuscripts are peer-reviewed for consideration for publication. The first author must be a member of the Japanese Society for Medical Education. Invited papers and committee reports are requested by the editorial board. Authors of invited papers are not required to be members of the Japanese Society for Medical Education.

Although submitted manuscripts should, in principle, adhere to the following requirements, the length and format of manuscript will be decided by the editorial board.

(1) Original research papers: An original research paper should focus on a well-defined research question, use suitable scientific research methods, show clear results, and provide new knowledge or information to readers. Both qualitative and quantitative research papers are equally welcomed. The abstract should contain 250 words or less. The main text should be 1,500 to 4,000 words, excluding Tables and Figures. The text should have an Introduction, Methods, Results, Discussion, Acknowledgment (if required), References, Tables, and Figure Legends. Appropriate subheadings may be used. A total of 30 references can be given in numerical order of appearance. Up to 5 tables or figures can be included.

(2) Practice articles: Practice articles include the following topics: reports of practice of unique educational methods, verification of previous educational knowledge, and introduction of the latest educational methods at home and abroad. Presented findings should be verified with qualitative analysis or quantitative analysis or both. The abstract should contain 250 words or less. The main text should be 1,500 to 3,000 words, excluding Tables and Figures. The text should have an Introduction, Methods, Results, Discussion, Acknowledgment (if required), References, Tables, and Figure Legends. Appropriate subheadings may be used. A total of 30 references can be given in numerical order of appearance. Up to 5 tables or figures can be included.

(3) Review articles: Review articles can be a cumulative critical analysis, an examination of previous and new ideas, and a detailed explanation of facts and concepts, based on multiple evidence obtained by authors and others. The abstract should contain 250 words or less. The main text should be 1,500 to 4,000 words, excluding Tables and Figures. A total of 50 references can be given in numerical order of appearance. Up to 5 tables or figures can be included.

(4) Short reports: Short reports with useful findings for readers are based on a limited amount of evidence or experience. The abstract should contain 250 words or less. The main text should be 1,500 words or less, excluding Tables and Figures. A total of 10 references may be given in numerical order of appearance. Up to 2 tables or figures may be included.

(5) Special topics and invited papers: Reviews or other types of manuscript are written at the request of the editorial board. The length of the paper and other details of format (number of references, tables, and figures) may be decided by the editor. The abstract should contain 250 words or less.

(6) Committee reports of the Japanese Society for Medical Education: Committee reports of the Japanese Society for Medical Education are official records containing announcements, opinion, survey results, and research. To submit a committee report, permission is needed from the chair of a committee of the Japanese Society for Medical Education. The abstract should contain 250 words or less. The main text should be 1,500 to 2,000 words, excluding Tables and Figures. The names of committee of the Japanese Society for Medical Education and names and affiliations of members should be listed in a footnote. Co-authors other than committee members should also be listed in a footnote as collaborators.

(7) Bulletin Board: The Bulletin Board includes opinions, announcements, news, book reviews, and reviews of important literature in medical education. The papers of this category may vary in style and length. The main text should be 800 words or less. The chair of the editorial board reviews items for publication.

3) Ethical considerations and copyright ownership

(1) Authorship is based on: (1) substantial contributions to the development of research design, the acquisition of data, or the analysis and interpretation of data; (2) drafting the article or revising it critically; and (3) final approval of the version to be published. Authors must meet conditions 1, 2, and 3. Persons with lesser roles may be acknowledged for their contribution.

(2) Authors are required to declare conflicts of interest—financial, personal, political, or other—that may affect the contents of the manuscript that appears in every article and report published in *Medical Education Japan*. See a detailed statement at our website: http://jsme.umin.ac.jp/jsme_coi_120419.pdf (in Japanese only)

(3) Studies should comply with the research ethical guidelines (http://jsme.umin.ac.jp/jsme_research_ethics_120419.pdf) (in Japanese only). For studies or evaluations involving human participants, including students, residents, and faculty, it is the author's responsibility to provide details (e.g., registration number) of ethi-

cal approval for the research in the "Method" section of the manuscript.

(4) Information concerning the manuscript cannot be published in other journals until it is published or rejected. Duplicate submission is strongly prohibited and will be reported to the editor-in-chief of the other journal if it has occurred.

(5) Copyright ownership: The Japanese Society for Medical Education holds the copyright on all articles published in *Medical Education Japan*. For an article to be submitted, all authors must agree to transfer copyright to the Society. The copyright is transferred upon receipt of the article for the consideration of publication to the editorial office. If the article is rejected, the transfer agreement is automatically cancelled. As part of its copyright, the Society possesses the rights to use, reproduce, transmit, derive works from, publish, and distribute the article (in full or in part) in any form or medium in any language.

4) Preparation of the manuscript

The manuscript should be prepared according to the Uniform Requirements for Manuscripts Submitted to Biomedical Journals (http://www.jcmje.org/). All manuscripts must be submitted through the online system (http://www.editorialmanager.com/mededjapan/).

(1) All submitted manuscripts must be submitted through the online system in generic rich text format (RTF) or Microsoft Word formats for text and in JPEG, GIF, TIFF, EPS, PNG, Microsoft PowerPoint, or Microsoft Excel format for graphics. The submission procedures are shown at http://www.editorialmanager.com/mededjapan/. English text should be double-spaced.

(2) Use of abbreviations should be minimized. If an abbreviation is used, the full term should be spelled out and followed by the abbreviation in parentheses at first appearance.

(3) The format of manuscript for each category is given in "2) Categories of English manuscript."

(4) The title, all authors, affiliations, corresponding author, running title (40 characters or less), key words (5 words or less), sources of research funding, ethical considerations, disclosure of conflicts of interests, acknowledgement, and abstract (250 words or less) should be written in English on the first page. A Japanese abstract is not required. The format of the abstract should comply with IMRAD (Introduction, Method, Results, and Discussion).

(5) References: All references must be numbered

in the order of their appearance in the text. Referencing should be set out according to the following examples. The following guidelines are in accordance with "Recommendations for the Conduct, Reporting, Editing, and Publication of Scholarly Work in Medical Journals" (http://www.nlm.nih.gov/bsd/uniform_requirements.html).

Journals
List the first six authors followed by et al.
· Gonnella JS, Hojat M, Erdmann JB, Veloski JJ. What have we learned, and where do we go from here? *Acad Med* 1993; **68**: 79-87.
· The Cardiac Society of Australia and New Zealand. Clinical exercise stress testing. Safety and performance guidelines. *Med J Aust* 1996, **164**: 282-4.

Books and other monographs
· Ringsven MK, Bond D. Gerontology and leadership skills for nurses. 2nd ed., Delmar Publishiers, Albany, 1996.
· Phillips SJ, Whisnant JP. Hypertension and stroke. In: Laragh JH, Brenner BM, editors. Hypertension: pathophysiology, diagnosis, and management. 2nd ed., Raven Press, New York, 1995, p.465-78.

Web-based citations
· Web page
Berners-Lee T. Information management: a proposal. March 1989. URL: http://www.w3.org/history/1989/proposal.html (accessed 10 March 1999).
· Online journal article
Morse SS. Factors in the emergence of infectious diseases. Emerg Infec Dis [serial online] 1995 Jan-Mar [cited 1996 Jun 5]; 1 (1): [24 screens]. Available from: URL: http://www.cdc.gov/ncidod/EJD/eid.htm.

Others
· Newspaper article
Lee G. Hospitalizations tied to ozone pollution: study estimates 50,000 admissions annually. The Washington Post 1996 Jun 21; Sect. A: 3 (col. 5).
· Audiovisual material
HIV + /AIDS: the facts and the future [videocassette]. Mosby-Year Book, Mosby, St. Louis, 1995.

(6) Tables must be numbered, and each table should have a title and, if necessary, footnotes. The following guidelines are in accordance with "Recommendations for the Conduct, Reporting, Editing, and Publication of Scholarly Work in Medical Journals" (http://www.icmje.org/recommendations/).

(7) Permission from the copyright holder is re-

quired in advance if the submitted manuscript, including text, tables, and figures, have previously been published. Information about the references, including the first author, the name of the journal, year of publication, page number, and publisher, should be provided.

(8) Figure legends, with the figure number, title of the figure, and footnotes, if necessary, must be given at the end of the manuscript. The figure should be prepared according to "Recommendations for the Conduct, Reporting, Editing, and Publication of Scholarly Work in Medical Journals" (http://www.icmje.org/recommendations/).

5) Peer-review process

(1) Original papers, practical articles, review articles, and short reports are peer-reviewed for consideration for publication.

(2) Special topics and invited papers, committee reports, and Bulletin Board submissions are reviewed by the Editorial Board, not by external peer-reviewers.

(3) Acceptance of the manuscript is determined by the Editorial Board. Manuscripts not ob-

serving guidelines for manuscript preparation will be rejected before review.

6) Proofs

The editor may edit the accepted manuscript for content, overall presentation, style, and grammar to fit the journal format.

The corresponding author is responsible for proofing the typeset article that may include editions made by the editorial office. The proofing is limited to errors that may derive from typesetting and editorial revision. Further revisions by the author may delay publication and may be subject to surcharges. Detailed instructions are provided when proofs are sent.

7) Page charge and offprint

All manuscripts are subject to page charges when the final printed version exceeds 4 pages. The current page charge is 20,000 yen per page.

Thirty copies of reprints are sent to the corresponding author free of charge. Additional copies can be purchased.

—— 編集後記 ——

　第49巻3号をお届けします．今号の最終準備の最中に，大阪北部地震が起きました．被災した皆様にお見舞いを申し上げます．断水やガス供給停止と言ったライフラインの途絶により，医療機関でも病棟を閉鎖したり患者を移送したりと大変なことになっていると伺いました．そこで働かれている皆様も，ご自宅が被災されてご心配ななか，対応に忙殺されていらっしゃるとのこと，さらなる災害が生じず，速やかに復旧が進むようにとお祈りしております．

　さて，今号は，学会誌編集委員会企画として，国際カンファレンスをご紹介する特集を組みました．松尾理先生をゲストに迎え，委員会委員で執筆いたしました．体験に基づいたご報告が，皆様の関心を高め参加の後押しになれば委員会一同嬉しい限りです．アジア開催のカンファレンスもあります．それほど時差に悩まされずに，クオリティの高いセミナーや認定コースを受講するチャンスです．医学教育のレジェンドともいえる先生方が，実際にお会いするととても気さくで，熱心に助言して下さるところなど，洋の東西を問わないといつも思います．情報収集だけでなく，発信し，またカンファレンスに貢献することで交流が生まれ，日本の医学教育の発展につながると期待しています．

　特集企画に続いて，本号では，研修医教育に関する短報1編，卒後・専門教育委員会から「初期臨床研修と医学教育シリーズ」の第5回論文，松村真司先生の懸田賞受賞者リレー・エッセイ，掲示板5編と新区分の報告論文1編が掲載されました．私は，編集委員長を拝命して丁度2年になるのですが，今号は，目指してきたものが誌面に現れ，しみじみと嬉しい気持ちでいます．

　まず，巻頭の短報は臨床研修病院からの取り組み報告です．学会発表を経験した研修医にアンケート調査を行い，研修医教育の一端をご紹介いただきました．

2名の査読ご担当者には丁寧なコメントを頂戴し，筆頭著者の須郷広之先生は多忙な臨床業務のなか，編集委員のご提案にも迅速にご対応くださいました．単施設からの報告ながら他の研修病院の参考になる論文として掲載に至りました．「医学教育」誌に研修病院からの発信が増えてほしいという願いと，査読のプロセスによって現場で教育にあたる先生方の研究を応援したいという思いがかなった論文です．

　本号では，また，現場からの発信として「地域で苦闘した12年間」を書いてくださった松村真司先生の記述に深い感動を覚えました．気鋭の医学教育実践者として大学のカリキュラム改革に携わり，その成果を論文にまとめて懸田賞を受賞されたのち，お父様の診療所を継承して開業医となられた松村先生．その先生が医学教育学会で演題発表をなさった際に，故・鈴木荘一先生が「大学人だけでは医学教育は完結しない」と言われたとのこと．卒前の地域医療教育に従事する者として心から賛同します．卒後・専門教育委員会の安井論文「地域医療現場からみた卒後臨床研修」には，それが卒後教育においても同様であることが示されています．「開業医が学会に出ることは大変だけれども，とにかくこういう場所に存在し続けること，それが大事だよ」とのお言葉も，本当にありがたく頂戴しました．

　最後に，掲示板が活発に活用されていることが今号で嬉しかったことの三つ目です．アナウンスメントに続き，ご自身の教育体験や学会主催イベントに関するコメント，そして前号からスタートした新区分「実践報告—新たな試み—」に対するご意見を寄せていただきました．「医学教育」誌が，学会員の意見交換の場として建設的に用いられること，夏の大会の会場でみられる刺激に満ちたやり取りや，励ましが，誌面でも見られることを願っています．新区分となる論文の第二弾のトピックは，奇しくも災害医療教育となっております．コメントをお待ちしております．（武田裕子）

Medical Education（Japan）
医学教育　第49巻・第3号（通巻第306号）
平成30年6月25日発行〔隔月刊〕
編集・発行　一般社団法人　日本医学教育学会
　　〒112-0012 東京都文京区大塚5-3-13 ユニゾ小石川アーバン4階
　　　　　一般社団法人　学会支援機構内
　　　　　　　電話 03-5981-6011　FAX 03-5981-6012
発　　売　株式会社篠原出版新社
　　〒113-0034 東京都文京区湯島 2-4-9 MD ビル
　　　　　　　電話 03-3816-5311　FAX 03-3816-5314
定価1部 1,728円（本体 1,600円）送料88円
〔日本医学教育学会に入会希望の方は上記学会事務所〕
〔に葉書または電話でご連絡下さい．　　　　　　　〕

本誌の予約（会員外の方）について

　本誌の予約購読引受期間は1～12月の1年間に限ります（途中月からの購読をご希望の場合は当月から12月までの誌代をお送り願います）．

　本誌は最寄りの書店または発売元あてに送り先を明記し，お申し込み下さい．

　発売元直接のご予約についての誌代切れご案内は，誌代の切れる前月にお送り致します．誌代が切れますと送本を中止しますので，お早めにお払い込み下さい．

　送本先変更の場合は，新旧のあて先に雑誌名を併記してお知らせ下さい．

eポートフォリオ
－医療教育での意義と利用法－

監修：田邊政裕

本邦初の体系的「eポートフォリオ」の実践的教科書

医学・薬学・看護等、すべての医療従事者にとって、eポートフォリオの体系的知識は不可欠です。eポートフォリオが今なぜ注目を集めているのか、eポートフォリオの国内外の現状、そして将来展望について、具体的事例を紹介しながら余すところなく解説した実践的教科書です。

目次 contents

はじめに　今，なぜeポートフォリオ？

Ⅰ　理論編
- Ⅰ-1　医学教育におけるeラーニングの概要
- Ⅰ-2　ポートフォリオの教育・学習理論的背景
- Ⅰ-3　ポートフォリオ評価法

Ⅱ　実証研究のレビュー編

Ⅲ　実践編
- Ⅲ-1　医学教育における海外のeポートフォリオの動向
- Ⅲ-2-1　千葉大学医学部におけるeポートフォリオの運用と実際
- Ⅲ-2-2　薬学部の場合
- Ⅲ-2-3　千葉大学専門職連携教育（IPE）におけるe-learningとe-portfolioの利用
- Ⅲ-2-4　昭和大学のチーム医療教育とeポートフォリオの活用
- Ⅲ-2-5　看護師卒後教育におけるeポートフォリオの導入

まとめ　課題と展望

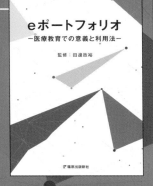

B5判　152ページ
定価：本体2,800円＋税
ISBN：978-4-88412-393-2
2017年4月発行

篠原出版新社　〒113-0034　東京都文京区湯島2-4-9　MDビル3F　TEL:03-3816-8356（営業）　FAX:03-3816-5314
E-mail　info@shinoharashinsha.co.jp　http://www.shinoharashinsha.co.jp

医学教育　第49巻・第3号（通巻第306号）平成30年6月25日発行　編集・発行／日本医学教育学会
発売／株式会社篠原出版新社　〒113-0034 東京都文京区湯島2-4-9 MDビル　TEL. 03-3816-5311　FAX. 03-3816-5314

Abdominal Examination Trainer
腹部診察トレーニングモデル　品番 160000

模擬患者の確保や学生間トレーニング特有の課題を解決可能なフィジカルアセスメント待望の腹部診察用トレーニングモデルです。聴診、打診、触診に対応し病変モジュールを任意の位置に設置することで多様な症例を再現します。大動脈瘤や腹水、腸閉塞などのシミュレーションも可能です。

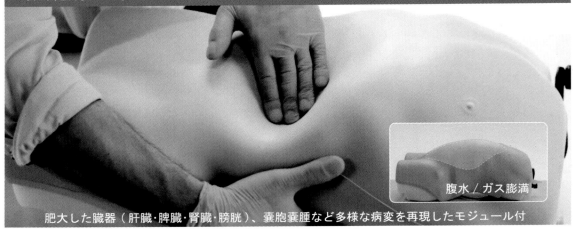

腹水／ガス膨満

肥大した臓器（肝臓・脾臓・腎臓・膀胱）、囊胞囊腫など多様な病変を再現したモジュール付

特　長

- 交換可能な臓器（肝臓・脾臓・腎臓・膀胱）と様々な形状の病変は容易に腹部内へ配置が可能
- 肝臓と脾臓の呼吸変動を再現（本体上部のノブの回転による）
- 本体内蔵MP3プレーヤーと本体内の任意の位置に配置可能なスピーカーにより、
  腸蠕動音（正常・亢進・閉塞）、血管雑音（腎動脈・腹部大動脈）などの聴診が可能
- 聴診音量は調整可能で、MP3フォーマットファイルの音源追加も可能
- 打診でのシフティングダルネスと波動感知によるリアルな腹水の同定、
  打診と聴診での腸閉塞のシミュレーションも可能（膨満セットの使用による）
- 拍動する腹部大動脈（正常・大動脈瘤）の触知が可能

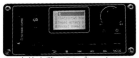

本体内蔵 MP3 プレーヤー

肝肥大（軽度）	転移性肝癌	腎肥大	リンパ腫による肥大
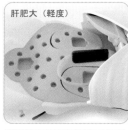	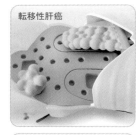	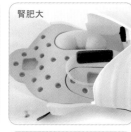	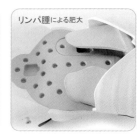
卵巣囊胞	悪性腫瘍（左腸骨窩）	急性尿閉	大動脈瘤
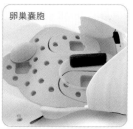	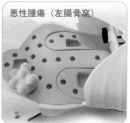	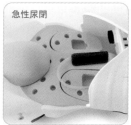	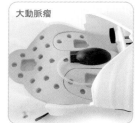

お問合せ先　NLS 日本ライトサービス株式会社　Nihon Light Service, Inc.
医学教育機器事業部
〒113-0033 東京都文京区本郷 3-42-1
☎ 03-3815-2354（直通）　E-mail：igaku@nlsinc.co.jp
URL：http://www.medical-sim.jp/

前金購読料　年　一二、〇九六円
ただし特別定価の号の料金は別に頂戴いたします
定価　一部　一、七二八円（本体一、六〇〇円・税一二八円）
送料　八八円

ISBN978-4-88412-515-8　C3047　￥1600E

Medical Education (Japan)

医学教育

特集:国際カンファレンスの紹介,総説1編,短報1編,招待論文1編
医学教育ユニット機関名簿,実践報告1編,意見2編

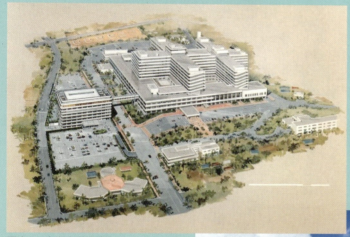

写真1:東海大学医学部キャンパス
鳥瞰図(開設昭和49年)

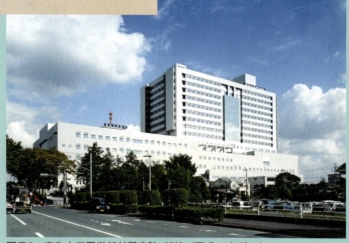

写真2:東海大学医学部付属病院 新棟(平成17年竣工)

Vol.49 No.3 2018

編集発行 日本医学教育学会
(URL:http://jsme.umin.ac.jp)
発 売 株式会社篠原出版新社

第50回日本医学教育学会大会 ランチョンセミナー の御案内

下記の内容でランチョンセミナーを共催いたします。是非ご参加ください。

ランチョンセミナー5

日時	平成30年8月3日(金) 12:30〜13:20
会場	第6会場 東京医科歯科大学 3号館 18F 保健衛生学科講義室1

座長 奈良信雄 先生　一般社団法人 日本医学教育評価機構 常勤理事

演者

シミュレーション教育の在り方への提言 ― 国内外の調査研究から
小山 勇 先生　埼玉医科大学国際医療センター 病院長

臨床実習前教育は新時代へ 〜大人数シミュレーション授業〜
石川 和信 先生　国際医療福祉大学医学部 医学教育統括センター シミュレーションセンター

より効果的な教育に向けて
イチローⅡがバージョンアップ

心臓病患者シミュレータ "イチローⅡA"

学習者のレベルに応じて 自己学習・授業・試験など 様々な場面で使える新機能を搭載

1) 初学者の理解度を高める 分かり易いⅢ音、Ⅳ音
2) 心音と呼吸音 及び 2つの心雑音の合併症例の作成
3) 症例提示から推論する ケーススタディ

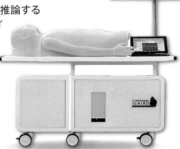

監修・指導　公益社団法人 臨床心臓病学教育研究会

新素材の採用で人体に近い柔らかさを再現した触診モデル

・正常及び異常所見を再現
・身体診察の授業やOSCE、臨床トレーニングに
・正しい手技で正確に診察所見を把握できているかを確認

腹部アセスメントモデル

監修・指導　国際医療福祉大学 副学長　天野隆弘
　　　　　　静岡県立大学 看護学部 教授　荒井孝子

(視診) (打診) (聴診) (触診)

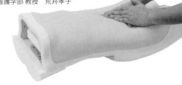

頸部リンパ節・甲状腺触診モデル

監修・指導　北海道大学大学院 医学研究科
　　　　　　医学教育推進センター 教授　大滝純司

(視診) (触診)

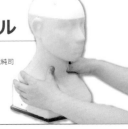

 株式会社 京都科学

URL ● http://www.kyotokagaku.com
e-mail ● rw-kyoto@kyotokagaku.co.jp

本社・工場　〒612-8388　京都市伏見区北寝小屋町15番地　TEL.075-605-2510(直通)　FAX.075-605-2519

東京支店　〒113 0033　東京都文京区本郷三丁目26番6号 NREG本郷三丁目ビル 2階　TEL.03-3817-8071(直通)　FAX.03-3817-8075